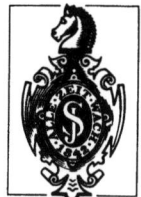

Rolf Inderbitzi

Chirurgische Thorakoskopie

Mit Geleitworten von U. Althaus
und C. Boutin

Mit 50 überwiegend farbigen Abbildungen
in 92 Einzeldarstellungen

Springer-Verlag Berlin Heidelberg GmbH

Dr. Rolf Inderbitzi
Abteilung für Chirurgie
Spital Limmattal
CH-8952 Schlieren-Zürich

ISBN 978-3-662-06254-8

Die Deutsche Bibliothek – CIP-Einheitsaufnahme
Inderbitzi, Rolf:
Chirurgische Thorakoskopie / Rolf Inderbitzi. Mit Geleitw. von
U. Althaus und C. Boutin.
ISBN 978-3-662-06254-8   ISBN 978-3-662-06253-1 (eBook)
DOI 10.1007/978-3-662-06253-1

Dieses Werk ist urheberrechtlich geschützt. Die dadurch begründeten Rechte, insbesondere die der Übersetzung, des Nachdrucks, des Vortrags, der Entnahme von Abbildungen und Tabellen, der Funksendung, der Mikroverfilmung oder der Vervielfältigung auf anderen Wegen und der Speicherung in Datenverarbeitungsanlagen, bleiben, auch bei nur auszugsweiser Verwertung, vorbehalten. Eine Vervielfältigung dieses Werkes oder von Teilen dieses Werkes ist auch im Einzelfall nur in den Grenzen der gesetzlichen Bestimmungen des Urheberrechtsgesetzes der Bundesrepublik Deutschland vom 9. September 1965 in der jeweils geltenden Fassung zulässig. Sie ist grundsätzlich vergütungspflichtig. Zuwiderhandlungen unterliegen den Strafbestimmungen des Urheberrechtsgesetzes.

© Springer-Verlag Berlin Heidelberg 1993
Ursprünglich erschienen bei Springer-Verlag Berlin Heidelberg New York 1993
Softcover reprint of the hardcover 1st edition 1993

Die Wiedergabe von Gebrauchsnamen, Handelsnamen, Warenbezeichnungen usw. in diesem Werk berechtigt auch ohne besondere Kennzeichnung nicht zu der Annahme, daß solche Namen im Sinne der Warenzeichen- und Markenschutz-Gesetzgebung als frei zu betrachten wären und daher von jedermann benutzt werden dürften.

Produkthaftung: Für Angaben über Dosierungsanweisungen und Applikationsformen kann vom Verlag keine Gewähr übernommen werden. Derartige Angaben müssen vom jeweiligen Anwender im Einzelfall anhand anderer Literaturstellen auf ihre Richtigkeit überprüft werden.

Satz: Storch GmbH, Wiesentheid
24/3130 – 5 4 3 2 1 0 – Gedruckt auf säurefreiem Papier

Für Christine, Andreas und Laura

Geleitwort Chirurgie

In den vergangenen Jahrzehnten war die Chirurgie durch die Entwicklung von Operationstechniken geprägt, welche dem Patienten große Weichteilinzisionen auferlegten und dem Chirurgen einen raschen, übersichtlichen und bequemen Zugang zu seinem Zielorgan ermöglichten. Nur zaghaft hat die endoskopische Chirurgie Fuß gefaßt, als unstandesgemäße „Schlüssellochchirurgie" wurde sie in chirurgischen Kreisen kaum ernst genommen. Selbst zu diagnostischen Zwecken ist die Endoskopie im Thoraxraum nur selten angewandt worden.

Als einer der ersten europäischen Chirurgen hat R. Inderbitzi die therapeutischen Möglichkeiten erkannt, welche dem Einsatz der Endoskopie in der Thoraxchirurgie offenstehen. Auch skeptische Äußerungen haben seine Überzeugung nicht erschüttert, daß sich der Brustraum als gut einsehbare, präformierte Körperhöhle für thorakoskopische Maßnahmen in therapeutischer Absicht anbietet. In zahlreichen, systematisch durchgeführten Voruntersuchungen im Rechtsmedizinischen Institut der Universität Bern hat er eine Reihe neuartiger Instrumente entwickelt, welche den besonderen anatomischen Gegebenheiten der Brusthöhle angepaßt sind. Mit diesem Instrumentarium konnte das bisherige Indikationsgebiet der operativen Thorakoskopie wesentlich erweitert werden. Das besondere Verdienst von R. Inderbitzi liegt jedoch in der Einführung der Videotechnik in die thorakoskopische Chirurgie. Beeindruckt durch die Erfolge der minimal-invasiven Chirurgie im Bauchraum hat er die in diesem Bereich bereits etablierte und bewährte Technik der elektronischen Bildübertragung aufgegriffen und damit die Voraussetzung geschaffen, daß auch in der Thorakoskopie Bildinformation und Arbeitsfeld räumlich getrennt werden. Die Möglichkeit der elektronischen Bildaufnahme und -übertragung auf einen Monitor ist denn auch hauptsächlich dafür verantwortlich, daß die operative Thorakoskopie in jüngster Zeit wesentliche Impulse erfahren hat.

Die vorliegende Monographie vermittelt eine umfassende Übersicht über den derzeitigen Stand der thorakoskopischen Chirurgie, welche von R. Inderbitzi richtungsgebend beeinflußt wurde. Die verschiedenen, durch die Indikation bestimmte Techniken und die vom Autor erzielten Ergebnisse werden anhand zahlreicher Tabellen und Abbildungen anschaulich beschrieben und interpretiert. Das Buch ist mit hohem Engagement geschrieben und stellt sowohl für Thoraxchirurgen als auch für Pneumologen ein aufschlußreiches Nachschlagewerk dar.

Bern, November 1992 U. Althaus

Geleitwort Pneumologie

Die Thorakoskopie befindet sich in einer Phase stürmischer Evolution. Das Jahr 1992 wurde beim Amerikanischen Kongreß der Pneumologen zum Jahr der Thorakoskopie gekürt. Es vergeht keine Woche, ohne daß sich nicht irgendwo Spezialisten bei Kongressen und Seminaren treffen. Die Indikationen erweitern sich in rascher Abfolge von Eingriffen an der Pleura über solche an der Lunge, am Perikard und im Mediastinum. Dafür sind u.a. in erster Linie die Entwicklungen auf dem endoskopisch-technischen Sektor verantwortlich. Sie gestatten die Durchführung von Eingriffen, welche bis vor kurzem nicht möglich gewesen wären.

Die Thorakoskopie wurde 1910 vom schwedischen Internisten Jacobäus entdeckt, der gleichzeitig die Thorako- und die Laparoskopie beschrieb. Als Endoskop benützte er dazu ein Zystoskop, das kurze Zeit vorher von Richard Wolf entwickelt worden war. Seine Intention lag dabei in der Bridendurchtrennung, um durch die Anlage eines vollständigen Pneumothorax die damals übliche Behandlung der Tuberkulose zu vervollkommnen. Schon damals benützte er dazu einen Thermokauter sowie eine Optik mit geradem und seitlichem Blickfeld. Der Eingriff erfolgte ohne Anästhesie und Antibiotikaschutz.

Eingriffe dieser Art wurden in der Folge bis in die 50er Jahre auf beiden Seiten des Atlantiks durchgeführt. In Europa waren es die Pneumologen, in den USA die Chirurgen, welche diese auch als Pneumolyse oder Operation nach Jacobäus benannten Thorakoskopien vornahmen.

Mit der Einführung der Tuberkulostatika verlor sich mit den Interventionen auch die operative Praxis und deren Unterrichtung. Aber einige hielten der Thorakoskopie die Treue: In Berlin Brandt und später Loddenkemper, in Utrecht Swieringa und später Vanderschueren sowie Sattler in Wien, als Pioniere dieser Technik, der bereits Jacobäus viele diagnostische und therapeutische Vorteile zugeschrieben hatte. Sie alle benützten noch Endoskope, die das Licht von simplen Glühbirnen bezogen.

Seither hat sich die Thorakoskopietechnik sprunghaft entwickelt. Ab der zweiten Hälfte der 60er Jahre stand die Kaltlichtquelle zur Verfügung. In der Zwischenzeit haben wir uns an den Verbesserungen der Instrumente selbst beteiligt. Die diesbezügliche Entwicklung verlief nun zunehmend exponentiell. Aus der Raumfahrttechnik hervorgehende Möglichkeiten in der Elektronik, wie beispielsweise die Videotechnik, stimulierten die Phantasie und das Vorstellungsvermögen der Forscher, in der Industrie fanden sie die ausführenden Partner.

In diesem Umfeld leistete Dr. R. Inderbitzi einen gewichtigen und originellen Beitrag: Er dachte als Erster daran, daß in einer konkaven Höhle die Verwendung gekrümmter Instrumente optimales Präparieren erlaubt. So einfach die Idee war – man mußte sie erst entdecken und anschließend den Beweis ihrer Nützlichkeit erbringen. In der Tat lassen sich mit derartigen Zangen, Scheren und Haken durch die dazu notwendigen Spezialtrokarhülsen alle Winkel und Ecken der Pleuraräume ohne Schwierigkeit erreichen.

Die von R. Inderbitzi gesammelten Erfahrungen sind bemerkenswert: Wir haben sein Können schätzen gelernt, als er im Oktober 1991 in Marseille an dem von uns organisierten Symposium teilnahm. Die durch ihn realisierte Zahl und Art thorakoskopischer Eingriffe ist groß und man darf ihm attestieren, auf dem Gebiete der chirurgischen Thorakoskopie zu den weltweit führenden Exponenten zu zählen. Er hat sehr früh erfaßt, daß die Thoraxchirurgie durch die Einführung minimal invasiver Techniken grundlegende Änderungen erfahren wird.

Auch die internistische Pneumologie sollte die dadurch entstehenden Anregungen aufnehmen und eine vergleichbare Richtung einschlagen. Instrumentelle diagnostische und therapeutische Eingriffe wie die Anlage einer Pleuradrainage, die diagnostische Thorakoskopie bei Pleuritiden und diffusen Lungenerkrankungen sowie die therapeutische Thorakoskopie beim rezidivierenden Pleuraerguß und Spontanpneumothorax sind dem Pneumologen vertraut. Fundierte technische Kenntnisse vorausgesetzt, sind die dabei verwendeten Techniken ungefährlich – auch in den Händen von Internisten und entgegen Behauptungen einiger amerikanischer Chirurgen. Ich selbst habe bei über 2500 Thorakoskopien nie die Hilfeleistung eines Chirurgen benötigt.

Die Situation in Europa und den USA ist jedoch kaum zu vergleichen. Ist es nicht fruchtbarer, eine Zusammenarbeit zwischen Internisten und Chirurgen anzustreben und zu pflegen, statt sich scharf abzugrenzen und gegensätzliche Positionen zu betonen? Es ist nicht einzusehen, weshalb der internistische Pneumologe bei seriöser Instruktion auf moderne und effiziente Gerätschaften verzichten und weiterhin überholte Instrumente und Einrichtungen benützen sollte. Unserer Ansicht nach sollte die internistisch-chirurgische Zusammenarbeit unter Beibehaltung der herkömmlichen Indikationen gestaltet werden: Seit jeher sind Chirurgen mehr an der Behandlung von Tumoren als an Pleuraerkrankungen interessiert. So sollten die Internisten weiterhin die Thorakoskopie zu diagnostischen Belangen und zur Durchführung von Pleurodesen einsetzen. Ebenso stellt der Spontanpneumothorax mehrheitlich keine chirurgische Indikation dar: Diese Patienten können in der Regel ohne Aufwand durch Pneumologen behandelt werden, und zwar auch thorakoskopisch. Die Abrasio der Pleura und eine Talkpleurodese sind effizient und dabei leicht zu praktizieren. Ist allerdings eine Bullaresektion oder die parietale Pleurektomie nötig, handelt es sich um einen chirurgischen Eingriff. Mit entsprechender Erfahrung und Geschicklichkeit ist der Pneumologe auch zur Durchführung weiterer thorakoskopischer Eingriffe befähigt. Die dorsale Sympathektomie darf beispielsweise ebenso wie die Perikard- oder Lungenbiopsie als ungefährliche, technisch einfache und rasch auszuführende Intervention bezeichnet werden.

Werden im Einzelfall komplexere Techniken benötigt, stellen diese Eingriffe allerdings eine chirurgische Aufgabe dar. Nicht unerwähnt bleiben dürfen schließlich die herkömmlichen thoraxchirurgischen Indikationen. Viele von ihnen dürften im Laufe der Zeit mittels minimal-invasiver Techniken angegangen werden.

Es ist zu wünschen, daß zum Wohle unserer Patienten und aus Freude an unserer ärztlichen Aufgabe das gemeinsame Gespräch und die Pflege gemeinsamer Interessen im Zentrum der pneumologisch-chirurgischen Zusammenarbeit stehen.

Marseille, November 1992 C. Boutin

Dank

Damit eine Idee realisiert werden und über das Ergebnis gar ein Buch verfaßt werden kann, braucht es eine ganze Reihe glücklicher Umstände und die geduldige Bereitschaft Vieler, uneigennützig ihre Hilfe und Kreativität zur Verfügung zu stellen. Ihnen gebührt mein herzlicher Dank.

Allen voran möchte ich meinem ehemaligen Chef, Herrn Professor U. Althaus, Direktor der Universitätsklinik für Thorax-, Herz- und Gefäßchirurgie Bern, für sein Vertrauen und seine Großzügigkeit danken, mir die mannigfaltigen Gelegenheiten zu erschließen, die benötigte Zeit zu gewähren und die Beschaffung und Erstellung der Infrastruktur zu gestatten, welche die Einführung der chirurgischen Thorakoskopie in Bern ermöglichten. Herr Prof. U. Althaus, Herr Prof. B. Nachbur und Herr Prof. P. Stirnemann waren es auch, welche mich in fachlichen Belangen der Thoraxchirurgie maßgeblich beraten und geleitet haben. Dank gilt auch den ärztlichen Kollegen sowie Herrn H. Gilgen vom Institut für Gerichtsmedizin der Universität Bern, welche mich bei den vorklinischen Untersuchungen und Messungen nicht nur in Ruhe gewähren ließen, sondern sehr oft aktiv unterstützten. Die Evaluation und Einführung der Thorakoskopie nach den Prinzipien der minimal invasiven Chirurgie wäre nicht möglich gewesen ohne die unermüdliche und großzügige Hilfe der Firma Treier Endoskopie AG, Beromünster, Schweiz. Die kompetente Unterstützung von Herrn R. Treier war im Sinne des Wortes jederzeit abrufbar. In steter Zusammenarbeit mit Herrn H. Heckele, dem erfahrenen Entwicklungsleiter der FA Wolf, Knittlingen, Deutschland, konnten so die Bedingungen für den klinischen Einsatz der Methode ohne Verzug geschaffen werden.

Daß die Umsetzung in die Klinik nicht über eine langwierige und zähe Anlaufphase, sondern mit über 100 Thorakoskopien bereits im ersten Jahr derart erfolgreich gelang, ist der vorbehaltlosen Unterstützung durch die internistische Universitätsklinik unter der Leitung von Herrn Prof. H. Studer und Herrn Prof. W. Straub zu verdanken. Offen für unsere Argumente bei der Darlegung möglicher Indikationen, wurden uns von den internistischen Kollegen die Patienten zugewiesen. Mit der pneumologischen Abteilung von Herrn Prof. H. Bachofen verband uns seit der Projektphase die aufbauende Diskussion und der fachmännische Rat. Ohne das Engagement der Anästhesisten von Herrn Prof. D. Thomson, wäre die rasche und dabei komplikationsarme Einführung der chirurgischen Thorakoskopie in den lungenchirurgischen Alltag ebenso wenig möglich gewesen, wie ohne die freundschaftliche Zusammenarbeit mit dem gesamten Operationsteam unter der Leitung von Sr. Barbara Stähli, deren Mitglieder neue Lagerungen ebenso geduldig erprobten, am Operationstisch mitarbeiteten und mitdachten, wie sie die vielen und wechselnden Prototypen von Instrumenten sorgfältig pflegten. Bereitschaft zur Mitarbeit und aufbauende Kritik kennzeichneten die Stimmung innerhalb der Ärzteschaft der eigenen Klinik, uneigennütziges Engagement und Freude die Arbeit von Markus Furrer und Janosch Molnar.

Die immer knappe Zeit im gedrängten Operationsprogramm einer Universitätsklinik ließen das geduldige und aufwendige Photographieren thorakoskopisch technischer Schritte selten zu. Die einfühlsame, zeichnerische Kunst von Herrn K. Oberli entschädigte für dieses Manko bei der Gestaltung des geplanten Buches vollumfänglich. Die zügige Realisation des vorliegenden Buches wäre ohne sachkundige Hilfe von Herrn U. Kesselbach und seines jederzeit freundlichen Mitarbeiterstabes der FA Wolf, Knittlingen, schwerlich möglich gewesen. Ebenso möchte ich den Mitarbeitern des Springer-Verlages für die Möglichkeit danken, ein großzügiges und schön gestaltetes Buch in kurzer Zeit realisieren zu dürfen.

Nicht unerwähnt bleiben darf – last but not least – die essentielle Hilfe von außen, welche der Einführung der Thorakoskopie in Bern ebenso wie der Entstehung dieses Buches gewährt wurde. Herr Prof. C. Boutin, Marseille, schenkte uns schon in einer frühen Phase des Projektes im Frühjahr 1990 sein ganzes

Vertrauen und seine große Erfahrung auf diesem Gebiet. Herr Prof. R. Loddenkemper, Berlin, stellte uneigennützig und spontan Diapositive zur Ausgestaltung des Buches zur Verfügung (Abbildungen 17b, 34, 36).

Die echte interdisziplinäre Zusammenarbeit zwischen Chirurgen, Pneumologen und Internisten und die herzlichen Kontakte über unsere Landesgrenze hinaus, empfinde ich als das schönste Ergebnis der Arbeit der letzten drei Jahre: mögen diese Aspekte ein gutes Omen für die Zukunft sein.

Daß die Familie den Preis für den zeitlichen Einsatz zur Realisierung eines derartigen Vorhabens zu entrichten hat, ist Tatsache. Ihnen widme ich in tiefer Dankbarkeit dieses Buch.

Schlieren-Zürich, November 1992   R. Inderbitzi

Inhaltsverzeichnis

Einführung 1

A. **Allgemeiner Teil**

1 **Geschichtliches** 5

2 **Endoskopische Anatomie** 7

3 **Operative Technik** 12
3.1 Instrumentarium 12
3.2 Zusammensetzung des Operationsteams 19
3.3 Patientenvorbereitung 21
3.4 Patientenlagerung 24
3.5 Anästhesie 26
3.6 Pneumothoraxanlage 29
3.7 Drainage 33
3.8 Anordnung im Operationssaal 36
3.9 Zugänge 38
3.10 Allgemeine operative Schritte 41
3.11 Nachsorge in der Klinik 43

4 **Gefahren und Risiken der Methode** . . 47

5 **Thromboseprophylaxe und Antibiotikaschutz** 51
5.1 Thromboseprophylaxe 51
5.2 Antibiotikaschutz 51

6 **Voraussetzungen zur Durchführung der chirurgischen Thorakoskopie** . . . 53

7 **Art und Einsatz der Dokumentationsmöglichkeiten** . . 55

B. Spezieller Teil

8 Einsatz der Thorakoskopie in der Diagnostik ... 61
8.1 Allgemeines ... 61
8.2 Operatives Vorgehen ... 62
8.3 Eigene Erfahrungen ... 67
8.4 Mögliche Komplikationen ... 68
8.5 Andere Thorakoskopiemethoden ... 68

9 Spontanpneumothorax ... 70
9.1 Allgemeines ... 70
9.2 Operatives Vorgehen ... 71
9.3 Eigene Erfahrungen ... 78
9.4 Schlußfolgerungen ... 80
9.5 Andere Thorakoskopiemethoden ... 83

10 Hämatothorax ... 84
10.1 Allgemeines ... 84
10.2 Operatives Vorgehen ... 84
10.3 Eigene Erfahrungen ... 86
10.4 Schlußfolgerungen ... 87
10.5 Andere Thorakoskopiemethoden ... 88

11 Chylothorax ... 89
11.1 Allgemeines ... 89
11.2 Fallbeispiele ... 90
11.3 Schlußfolgerungen ... 92

12 Pleuraempyem ... 93
12.1 Allgemeines ... 93
12.2 Operatives Vorgehen ... 94
12.3 Eigene Erfahrungen ... 98
12.4 Schlußfolgerungen ... 100

13 Bronchopleurale Fisteln ... 102
13.1 Allgemeines ... 102
13.2 Operatives Vorgehen ... 102
13.3 Eigene Erfahrungen ... 104
13.4 Schlußfolgerungen ... 104

14 Sympathektomie ... 107
14.1 Allgemeines ... 107
14.2 Operatives Vorgehen ... 107
14.3 Eigene Erfahrungen ... 109

14.4 Schlußfolgerungen 109
14.5 Andere Methoden 111

15 Zysten- und Tumorresektion im Thoraxraum 112
15.1 Extrathorakale Tumoren 112
15.2 Intrapulmonale Tumoren 116

16 Perikardfenestration 120
16.1 Allgemeines 120
16.2 Operatives Vorgehen 120
16.3 Eigene Erfahrungen 122
16.4 Schlußfolgerungen 123

17 Therapie maligner Ergüsse 125
17.1 Allgemeines 125
17.2 Operatives Vorgehen 127
17.3 Eigene Erfahrungen 128
17.4 Schlußfolgerungen 128

18 Tips und Tricks 130

C. Standortbestimmung und Ausblick . . 139

Literatur 143

Sachverzeichnis 155

Einführung

Die minimal invasive Chirurgie durchläuft derzeit eine stürmische Entwicklung in operationstechnischer, intrumenteller und apparativer Hinsicht. Ihre Abstützung auf gesicherte Erkenntnisse steht hingegen derzeit noch beinahe vollständig aus. Selbst bei der inzwischen weit akzeptierten Technik der endoskopischen Cholezystektomie fehlen klinische Langzeitstudien, welche Vergleiche mit dem herkömmlichen chirurgischen Verfahren gestatten würden. Erst die exakte prospektive Erfassung aller Patienten und die geduldige Dokumentation des klinischen Verlaufs werden der Methode einen sinnvollen Platz innerhalb der traditionellen Chirurgie zuweisen können.

Dieses Buch versteht sich als eine erste Standortbestimmung in der chirurgischen Thorakoskopie und soll ein Diskussionsanstoß sein.

Der frühpostoperative Schmerz als Thorakotomiefolge stellt für den Patienten durch die Einschränkung der Atemfunktion mit ihren potentiellen Risiken oftmals ein erhebliches Problem dar. Die Verkleinerung des operativen Zuganges ist eine adäquate chirurgisch-technische Antwort auf dieses Problem. Die Thorakoskopie erfüllt als schonende Methode diesen Anspruch. Sie erlaubt über Miniinzisionen einen umfassenden Einblick in die Pleurahöhlen. Endoskope mit guter Auflösung bei geringem Durchmesser, immer leistungsfähigere Videokameras und Monitore und eine große Anzahl verfügbarer adäquater Instrumente ermöglichen chirurgische Eingriffe. Der Thoraxraum bietet als gut einsehbare, präformierte Höhle mit seinen anatomischen Strukturen dazu optimale Voraussetzungen. Viele chirurgisch-technische Probleme sind allerdings noch ungelöst. So gibt es z.B. keinen Ersatz für die geübte Chirurgenhand, welche durch analysierendes Explorieren und Tasten Informationen gewinnt. Dies ist ein Nachteil, welcher in der minimal invasiven Chirurgie der Weichteile schwerer wiegt als beispielsweise in der arthroskopischen Chirurgie, wo die manuelle Palpation von Bändern oder Menisken keine sonderliche Rolle spielt.

Neben vorhandenem Wissen und verfügbarer Technik aus der chirurgischen Laparoskopie besitzen die minimal invasiv tätigen Thoraxchirurgen im jahrzehntelangen Erfahrungsschatz thorakoskopisch tätiger Pneumologen eine zusätzliche wertvolle Quelle. Das gemeinsame Gespräch und der gegenseitige Gedankenaustausch sollten aufrechterhalten oder gesucht werden. Die Verwendung einer gemeinsamen Sprache mittels allgemein akzeptierter Einteilungen und Klassifikationen – als Beispiel sei die endoskopische Einteilung des Spontanpneumothorax nach Vanderschueren [167, 168] angeführt – ist dabei hilfreich und erstrebenswert.

Der erste Teil dieses Buches widmet sich der von uns praktizierten Standardtechnik in der thorakoskopischen Chirurgie. Sie hat sich aus experimentellen Arbeiten und mehr als 250 Eingriffen entwickelt und bis heute bewährt. Der 2. Teil beschreibt mögliche Indikationen, dabei zu Anwendung gelangte Techniken und bisherige Resultate.

Wenn das Buch Anregung und Grundlage zu kritischen Diskussionen sein darf und Anstoß zur weiteren Beschäftigung mit der thorakoskopischen Chirurgie zu sein vermag, hat es seinen Sinn erfüllt.

A. Allgemeiner Teil

1 Geschichtliches

Die Thorakoskopie wurde 1912 durch den skandinavischen Internisten Jacobaeus in die Klinik eingeführt [89]. Seither unterlag sie als diagnostische und therapeutische Methode einer wechselnden Gewichtung. Ursprünglich v.a. als diagnostisches Hilfsmittel gedacht [89, 90], wurde sie bis zur Einführung der Tuberkulostatika vordringlich zur Therapie der Tuberkulose eingesetzt; sie gestattete die pleurale Adhäsiolyse und das Anlegen eines iatrogenen Pneumothorax [117]. Mit dem klinischen Einsatz der medikamentösen Tuberkulosetherapie wurde die Thorakoskopie zunehmend diagnostisch verwendet. Die rasch ansteigende Anzahl von Publikationen der letzten Jahre weist auf ein wiedererstarktes Interesse an dieser Methode hin. Verfeinerte bioptische Verfahren von hoher Spezifität und Sensitivität dienen der pneumologischen Diagnostik [22, 24, 34, 125]. Therapeutisch werden in erster Linie maligne Pleuraergüsse und der Spontanpneumothorax angegangen [124, 181].

Als Wegbereiter und herausragende Vertreter der modernen pneumologischen Thorakoskopie sind in einer früheren Phase u.a. F. Cova, welcher bereits 1928 einen eindrücklichen Farbatlas verfaßt hatte [37], und in der neueren Zeit A. Sattler [148, 149, 151], H. J. Brandt [26, 27] und C. Boutin [21] zu erwähnen.

Bereits 1982 hatte K. Semm [154], ein Gynäkologe, die erste laparoskopische Appendektomie durchgeführt. Aber erst mit der erfolgreichen Durchführung einer endoskopischen Cholezystektomie 1987 durch Mouret [121], v.a. aber nach der Standardisierung dieses Eingriffs 1989 durch Dubois [44], Götz [133], Klaiber [97], Pérrisat [131] und Reddick [139] nahm das Interesse der Chirurgen an laparoskopischer Chirurgie beinahe überstürzt zu. Unter dem von Wickham, einem englischen Urologen, geprägten Begriff „Minimally Invasive Surgery"

[185] werden seither überall Meetings, Workshops, Kongresse und andere Lehrveranstaltungen zu diesem Thema angeboten.

Die Entwicklung der endoskopischen Chirurgie im Thoraxraum verlief dagegen vergleichsweise ruhig. Zwar werden thorakoskopische Eingriffe am sympathischen Grenzstrang und am N. vagus schon seit über 30 Jahren durch R. Wittmoser [188] in Deutschland und R. Wepf [46] in Bern erfolgreich durchgeführt, doch ein breiter Widerhall blieb aus. Zeit und Umstände waren dazu noch nicht bereit.

Eine Synthese aus dem reichen Erfahrungsschatz der Pneumologen und den Prinzipien der minimal invasiven Chirurgie – v.a. der Einsatz der Videoendoskopie – läßt die chirurgischen Möglichkeiten der Thorakoskopie schnell anwachsen. Nach experimentellen Arbeiten 1989 führten wir ab Januar 1990 die operative Thorakoskopie in unserer Klinik ein [88]. Sie ersetzte die bis dahin geübte Technik der Exploration des Brustraumes mit Hilfe eines Mediastinoskops nach Maassen [110] und erlaubt zunehmend komplexere chirurgische Eingriffe, welcher derzeit am Tiermodell bei der erfolgreich durchführbaren Lobektomie angelangt sind.

2 Endoskopische Anatomie

Genaue Kenntnisse der endoskopischen Anatomie des Thoraxraumes sind zur Durchführung diagnostischer und operativer Thorakoskopien Voraussetzung.

Die gesamte Brusthöhle wird durch die seröse Pleura parietalis ausgekleidet. Hilär bildet sie eine Umschlagfalte, um dann als Pleura visceralis die Lunge zu überziehen. Das parietale Pleurablatt ist auf subserösem Bindegewebe fixiert, der Fascia endothoracia. Von dieser Faszie läßt sich die Pleura in einer avaskulären Schicht chirurgisch lösen. Die Fascia endothoracica geht sternal und paravertebral ohne Begrenzung ins Mediastinum über.

Die ausgeprägte sensible Innervation der Pleura parietalis erfolgt diaphragmal und mediastinal durch den N. phrenicus, im Brustwandbereich durch die Interkostalnerven. Wird eine Thorakoskopie in Lokalanästhesie durchgeführt, ist daran zu denken, daß durch unvorsichtiges Berühren der parietalen Pleura und des Mediastinums starke Schmerzreaktionen ausgelöst werden können. Lunge und Herz unterliegen der sympathischen und parasympathischen Steuerung. Durch Zug an der Lunge können vagal bedingte Hustenreize, durch kardiale Berührung Herzrhythmusstörungen wie supraventrikuläre Extrasystolen [48, 125], Sinustachykardien [125], Hypotonien [38, 70] sowie vasovagale Reaktionen [172] ausgelöst werden.

Rechte Thoraxhöhle [6, 10, 71, 158] (Abb. 1)
Die rechte Lunge besitzt 3 Lappen, welche durch 2 schräg verlaufende Spalten unterteilt werden. Die Hauptspalte (Fissura interlobaris obliqua) trennt den Unterlappen von Ober- und Mittellappen. Sie verläuft bei entfalteter Lunge ungefähr entlang der 5. Rippe (Abb. 2). Die quere Fissur (Fissura interlobaris transversa) trennt Ober- und Mittellappen. Sie verläuft lateroventral ungefähr auf Höhe der

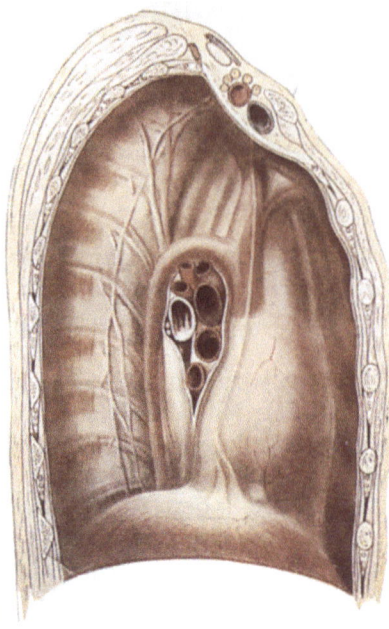
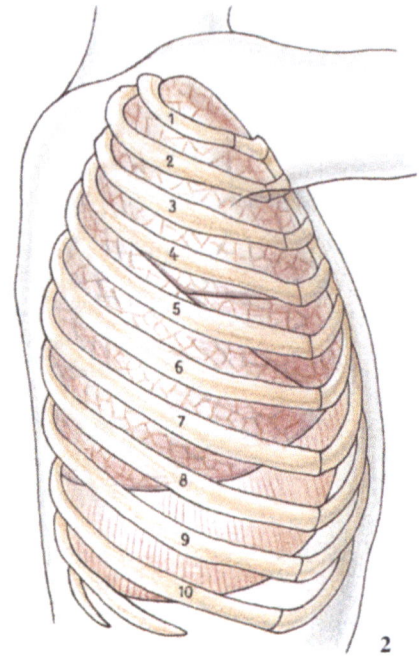

4. Rippe. Die Unterteilung kann als Variation beidseits nur unvollständig ausgebildet sein, wodurch größere Parenchymbrücken entstehen.

Die thorakoskopische Exploration wird – auf Hilushöhe beginnend – entgegen dem Uhrzeigersinn vorgenommen. Wenn die Lunge noch nicht vollständig kollabiert ist, können die Lappenspalten dabei als Fährte zum Lungenhilus benützt werden. Der Lichtkegel der Optik gleitet über die von der Pleura visceralis bedeckte V. pulmonalis auf das Perikard. Die Herzkinetik kann deutlich wahrgenommen werden. Auf dem Perikard ist der N. phrenicus als weißer Strang sichtbar. Dieser Nerv verläuft von kranial nach kaudal auf der V. cava über den Herzbeutel zum Zwerchfell. Auf Höhe der Thoraxapertur zieht neben dem N. phrenicus der N. vagus umgekehrt V-förmig gegen den Hilushinterrand zu. Ebenfalls an der Thoraxapertur sind die Pulsationen des Truncus brachiocephalicus bzw. der A. subclavia zu erkennen. Weiter nach dorsal liegt im oberen Drittel der Thoraxhöhle vor der Wirbelsäule ins Mediastinum eingebettet und von Pleura bedeckt der

Abb. 1. Thorakoskopische Einsicht in die rechte Thoraxhöhle: Anatomie. [21]

Abb. 2. Verlauf der rechtsseitigen Lungenfissuren im Verhältnis zum Rippenthorax

Abb. 3. Einblick auf die Recessus von kranial

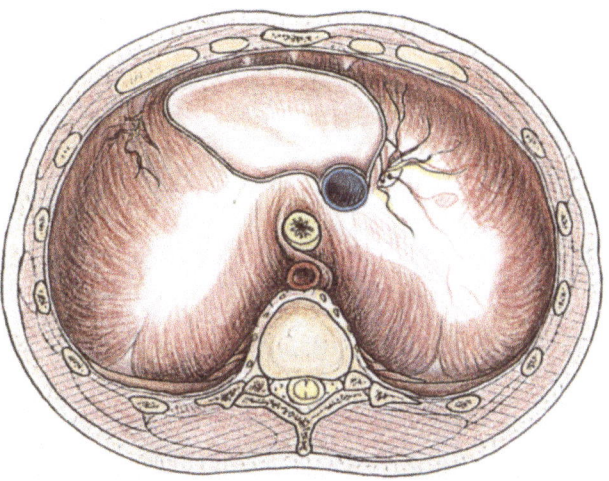

thorakoskopisch nicht sichtbare Ösophagus. Die Wirbelsäule, die Articulationes costo vertebrales und die Rippen gelangen je nach Fettgehalt der Fascia endothoracica scharf umrissen bis leicht verschwommen zur Darstellung. Ungefähr auf der Höhe der 4. Rippe mündet die V. azygos in die obere Hohlvene. Sie dient als Zufluß für die Interkostalvenen. Diese überqueren auf Höhe der Rippenköpfchen den sympathischen Grenzstrang, welcher bei mageren Menschen gut sichtbar, jedoch bei allen als derbelastischer Strang tastbar ist. Ungefähr ab Höhe des 5. Rippenköpfchens (thorakales Segment 6–9) entspringt als Sympathikusast der N. splanchnicus major, ab Höhe des 7. (thorakales Segment 10–12) der N. splanchnicus minor, um zum Plexus solaris zu ziehen. Die sympathischen Ganglien weisen über 2–3 Rr. communicantes Verbindungen zu den Interkostalnerven auf. Das 1. Ganglion (Ganglion stellatum) entsteht durch die Verschmelzung mit dem letzten Halsganglion. Es darf thorakoskopisch keinesfalls verletzt werden, da ein Horner-Syndrom die Folge wäre. Ventral des Mediastinums können retrosternal die A. und V. mammaria interna leicht gefunden und verfolgt werden.

Der Thoraxraum bildet beidseits mehrere Recessus (Abb. 3). Ihnen kommt speziell im Hinblick auf entzündliche Prozesse sowie bei der Erguß- und der Hämatomevakuation eine wichtige Bedeutung zu.

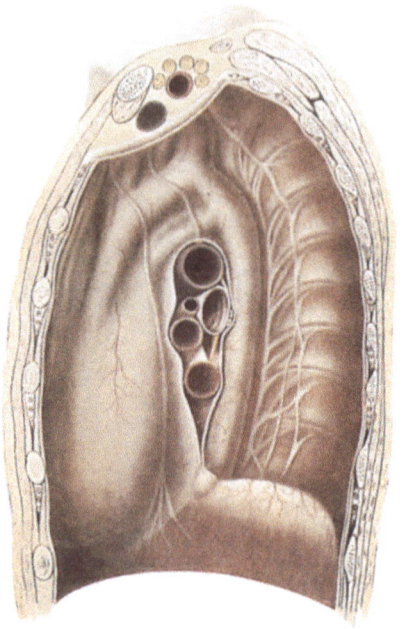

Abb. 4. Thorakoskopische Einsicht in die linke Thoraxhöhle: Anatomie. [21]

Der wichtigste unter ihnen ist der Recessus costodiaphragmaticus. Paravertebral beginnend geht er nach ventral zu in den Recessus phrenicomediastinalis über. Ebenfalls ventral bildet die Thoraxwand, bzw. die Pleura costalis mit dem Mediastinum den Recessus costomediastinalis. Der Boden der Thoraxhöhle wird durch das Zwerchfell gebildet. Es setzt sich aus Muskulatur und dem Centrum tendineum zusammen und ist ebenfalls von Pleura überzogen.

Linke Thoraxhöhle [6, 10, 71, 158] (Abb. 4)
Links wird die Exploration im Uhrzeigersinn vorgenommen. Die linke Lunge besitzt, nur aus Ober- und Unterlappen bestehend, nur die schräg von dorsokranial nach ventrokaudal verlaufende Hauptspalte (Fissura obliqua). Allerdings kann die Lingula als „Mittellappen" imponieren, wenn sie als anatomische Variante vom Oberlappen fast vollständig abgetrennt ist.

Nach Aufsuchen und Einstellen des Hilus mit der Optik kann wiederum der N. phrenicus auf dem Perikard ausgemacht werden. Er gelangt von kranial entlang der A. carotis communis über den Aortenbogen und den Herzbeutel zum Zwerchfell. Lateral der A. carotis communis entspringt dem Aortenbogen die A. subclavia sinistra. Zwischen diesen 2 Gefäßen verläuft der N. vagus und überquert die Aorta, um ihr ventralseits in enger Nachbarschaft nach kaudal zu folgen. Der Abgang des N. laryngeus recurrens aus dem Vagus ist am Aortaunterrand manchmal zu sehen, oft zu tasten. Die linksseitige V. hemiazygos ist deutlich kaliberschwächer als die V. azygos. Sie zieht lateral der Aorta nach kranial und überquert die Aa. subclavia und carotis als V. hemiazygos accessoria, um in der V. brachiocephalica sinistra zu münden. Der übrige Situs präsentiert sich zur Gegenseite identisch.

3 Operative Technik

3.1 Instrumentarium

Thorax und Abdomen unterscheiden sich im Hinblick auf die Durchführung minimal invasiver Eingriffe in einigen Punkten wesentlich. Der Brustraum wird von einem knöchernen Grundgerüst gebildet, was ihm Stabilität, aber auch eine vorgegebene, im wesentlichen unveränderliche Form verleiht. Die Wahl der Thorakoskopiezugänge wird durch flächige Knochen (Sternum, Scapulae) und die Rippen eingeengt und durch unterschiedliche muskeldichte Areale vorgezeichnet. Bedingt durch das Rippengitter ist die Beweglichkeit der Instrumente und Optiken auch in weniger muskelbesetzten Regionen nicht uneingeschränkt frei. Vergegenwärtigt man sich die Tatsache, daß eine menschliche Lunge in Atemmittellage durchschnittlich 31 Volumen aufweist [69], wird deutlich, daß eine geschlossene Brusthöhle – ganz im Gegensatz zu dem Eindruck, den ein aufgeweiteter, gespreizter Thorakotomiesitus erweckt – um vieles kleiner ist als der Bauchraum. Dagegen wirkt sich erleichternd aus, daß die intrathorakalen Organe weniger individuell und lageabhängige Veränderungen aufweisen, als dies im Abdomen der Fall ist. Zudem sind einige der anatomischen Strukturen entlang der Thoraxwand oder des Mediastinums aufgespannt und damit endkoskopischen Operationen leicht zugänglich. Beispiele dafür sind die parietale Pleura, das Perikard- oder der sympathische Grenzstrang.

Geeignete Instrumente müssen tangentiales Arbeiten erlauben und dabei kräftig genug sein, den durch die Rippen bedingten Widerstand aufzufangen und teilweise zu überwinden. Der fixe Drehpunkt (Hypomochlion) kann zudem durch Instrumente mit gebogenem Spitzenbereich kompensiert werden. Genügende Festigkeit und Rigidität des Schaftes ermöglichen es, Tastgefühl dosiert an den Ort der Präparation zu transportieren.

Durch den Zwischenrippenraum ist der Durchmesser der verwendeten Trokarhülsen limitiert. Boutin et al. [21] arbeiteten schon vor Jahren an diesem Problem und kamen zu dem Schluß, daß der optimale Durchmesser für die Trokarhülsen 7 mm ist. Trokarhülsen mit größerem Kaliber verursachen durch das Rippenperiost Schmerzen und sind im Interkostalraum zunehmend unbeweglicher, kleinere lassen die Verwendung von Optiken mit ausreichender Lichtstärke nicht zu.

Anhand eigener Untersuchungen im Thoraxraum von Leichen ermittelten wir die durchschnittlich benötigte Schaftlänge, die Angulation der Instrumentenspitze sowie den Durchmesser und die benötigte Rigidität der Instrumente. Das von uns verwendete Instrumentarium (Abb. 5a) wurde in Zusammenarbeit mit der Firma Richard Wolf, Deutschland, entwickelt. Alle Instrumente stehen mit einem geraden oder mit einem um 25° gekrümmten Arbeitsteil zur Verfügung. Neben biegbaren Trokarhülsen aus Polytetrafluorethylen (PTFE) zum Einführen der Instrumente kommen starre Trokarhülsen mit einem seitlich angebrachten Hahn zur Insufflation von Gas und Flüssigkeit zum Einsatz. Alle Trokarhülsen weisen einen gemeinsamen Durchmesser von 7 mm auf, um das freie Umsetzen der Instrumente und Optiken zu gewährleisten. Die Trokarspitzen sind stumpf, um die Interkostalnerven und -gefäße nicht zu verletzen.

Zusätzlich verwendete Instrumente sind in Abb. 5b–e gezeigt. Die hauptsächlichen Verwendungszwecke der Instrumente werden in Tabelle 1 aufgeführt. An dieser Stelle muß betont werden, daß neben den endoskopischen Instrumenten ein Thorakotomieset jederzeit griffbereit im Operationssaal verfügbar sein muß und deshalb als Teil des Thorakoskopieinstrumentariums zu betrachten ist.

Als Optiken (Abb. 6) verwenden wir die 7-mm-Teleskope mit Geradeaussicht (0°) sowie einer Abwinkelung von 25°. Endoskope mit seitlichem Blickfeld (50 und 90°) gelangen stelten zum Einsatz, da sie eine koordinierte Handhabung der verschiedenen Instrumente erschweren. Beim seitlich gelagerten Patienten gewährleistet zudem die am Vorder-

14 Operative Technik

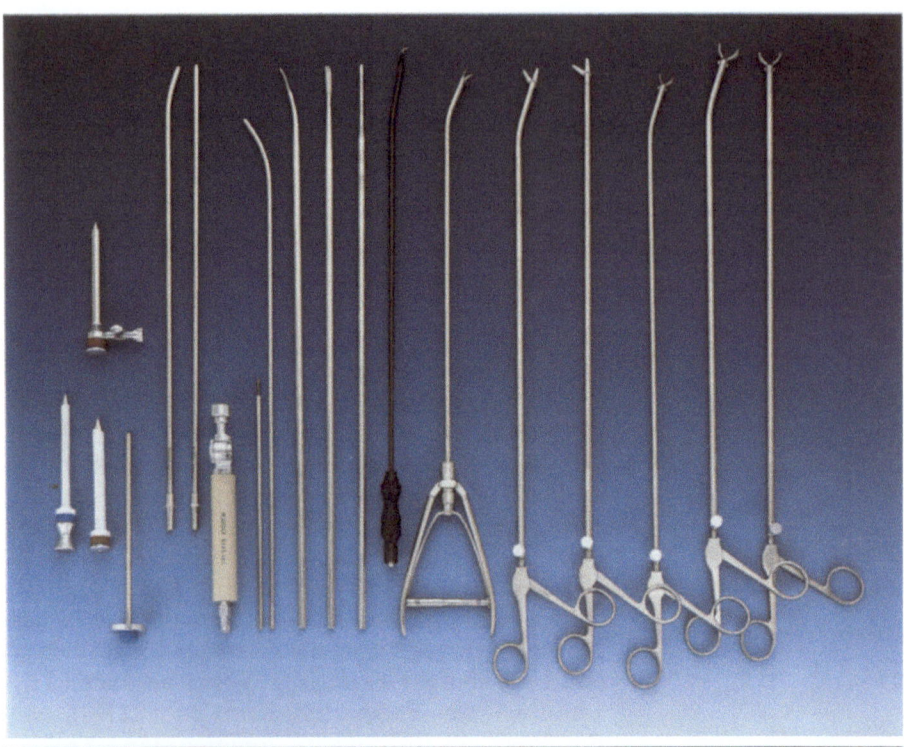

5a

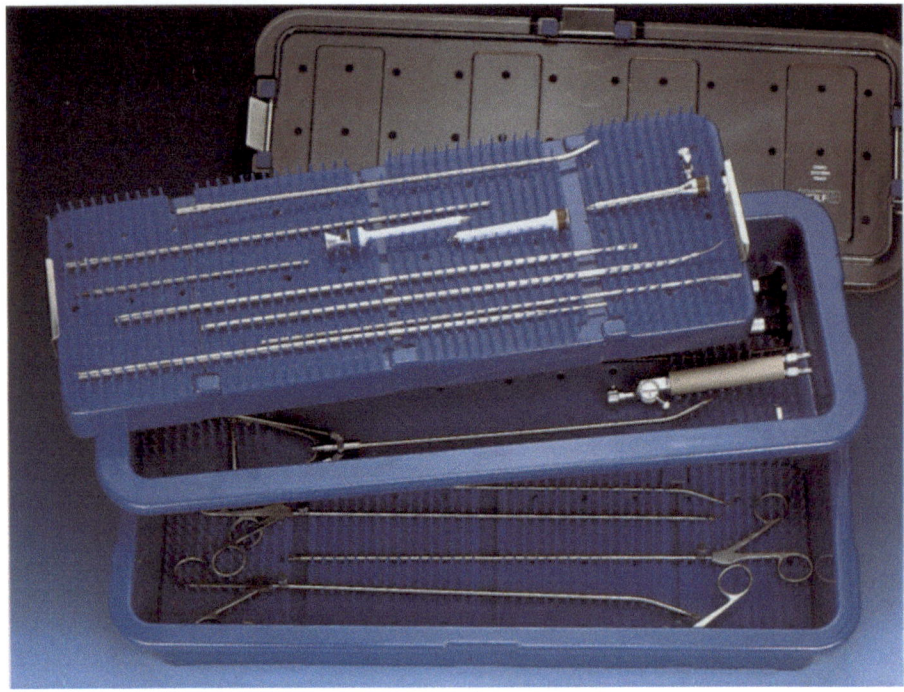

5b

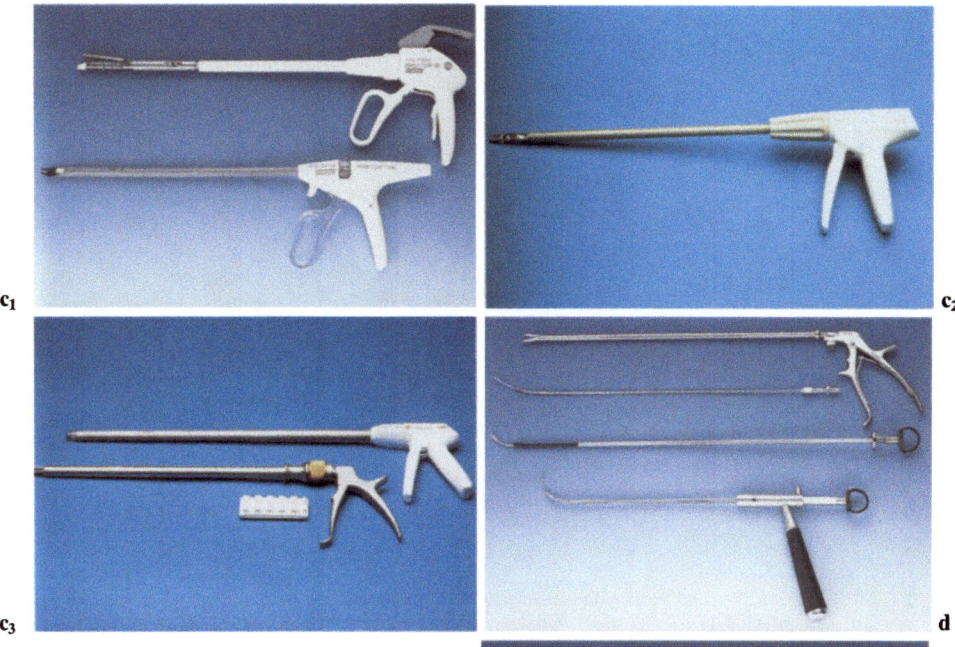

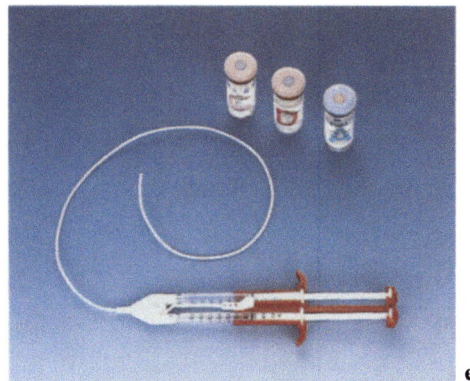

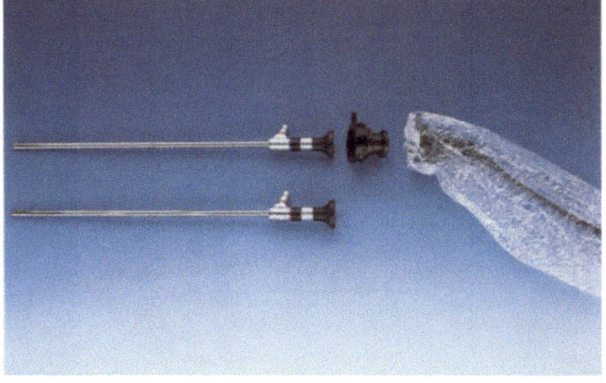

Abb. 5. a Grundinstrumentarium zur operativen Thorakoskopie (vgl. Tabelle 1). **b** Die Aufbewahrung des Grundsets in einer sterilisierbaren Box erlaubt eine unkomplizierte Wartung und Pflege. **c** Zusatzinstrumente: Endo-GIA 30-Klammergerät und Endo-Clip-Applikatoren. **d** Zusatzinstrumente: Punktionskanüle gebogen, Instrument mit gebogener und geschliffener Öse, Führungsinstrument für scharfe gebogene Nadeln. **e** Fibrinkleber: schnelle und langsame Kleberkomponenten; Zweilumenkatheter zur endoskopischen Applikation

Abb. 6. Optiken, Konnektor und Kamera (im sterilen Plastiksack)

Tabelle 1. Anwendungsmöglichkeiten der Thorakoskopieinstrumente

Instrument	Beschreibung
8243.901	Taststab: Palpation, Sondierung, Größenmessung, Adhäsiolyse
8243.501 8243.502	Dissektoren: Palpation, Adhäsiolyse, Gewebedissektion, Débridement, Dekortikation
8243.401 8243.402	Scheren: Durchtrennen verschiedener Gewebe (Lunge, Pleura, Mediastinum), Zerschneiden von Gefäßen, Nerven und Adhäsionen sowie von Fadenmaterial
8243.601 8243.602	Parenchymfaßzangen: Fassen von Lungenparenchym, Pleura, Fibrinbelägen, Pannus etc.
8242.202	Mikrofaßzange: Fassen von Pleura, Sympathikus etc.
8242.111 8242.112	Spülsaugrohr: Saugen, Irrigation, Débridement, Dekortikation, Adhäsiolyse, Palpation
8242.301	Hakenelektrode: Koagulation, Inzision, Dissektion, Adhäsiolyse
8242.451	Nadelhalter: Führen von Nadeln, Knüpfen, Plazieren von Röderschlingen, Führen des Zweilumenkatheters zur Fibrinapplikation

Tabelle 1. Fortsetzung

8242.951	Führungsstab: Führen und Plazieren der Thoraxdrainagen
	Röderschlinge: Ligatur von Blebs und Bullae sowie von Lungengewebe bei nichtinfektiösen Fisteln oder zur Biopsie
	Endoklammergerät: Keilresektion beim Lungenleck, bei Tumoren, zu bioptischen Zwecken, Perikard- und Zystenfenestration
	Clipapplikator: Blustillung, Markierung
	Shaver: Débridement, Evakuation von Fibrinbelägen, disseziertem Lungenkortex, Pannus, Hämatom
	Injektionskanüle: Punktion, Aspiration, Instillation von Fibrin u.a.
	Evakuationssack: Bergen von Resektaten
	Instrument zum Führen scharfer, gebogener Nadeln, ausfahrbar
	Gebogene Öse mit geschliffener Spitze zum Plazieren von Ligaturen, ausfahrbar

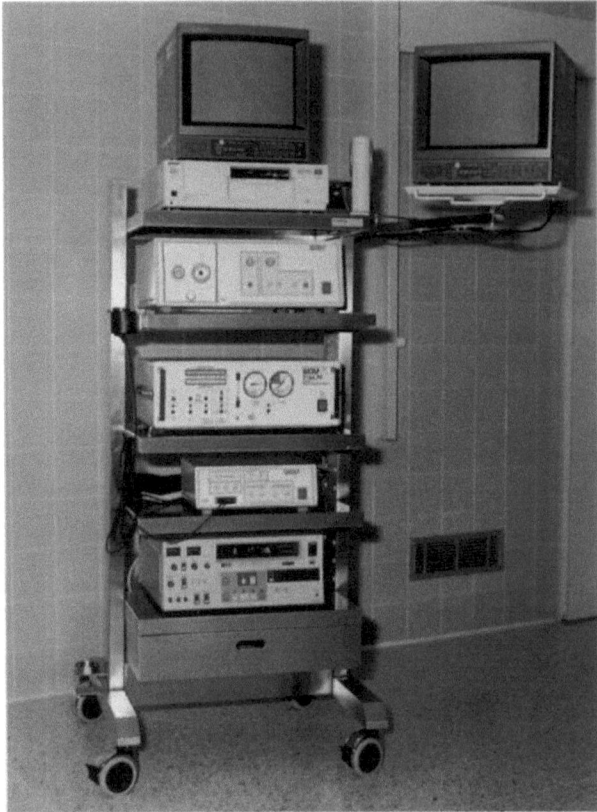

Abb. 7. Elektronische Geräte (von *oben* nach *unten*): Monitoren, Videoprinter, Xenon-Lichtquelle, Endopneumothoraxgerät, Kamera, Videorekorder auf Universalvideowagen

rand des M. latissimus dorsi im 4. Interkostalraum eingeführte 0- oder 25°-Optik eine vollständige Übersicht. Je nach gewählter Distanz zwischen Optik und anatomischer Zielstruktur läßt sich zudem ein Vergrößerungsfaktor zwischen 2 und 5 erzielen.

4-mm-Teleskope erachten wir nach klinischer Evaluation wegen zu schwacher Ausleuchtung für operative Zwecke im Thoraxraum als ungeeignet. Fiberendoskope werden schon seit geraumer Zeit ebenfalls zu thorakoskopischen Zwecken verwendet [9, 68, 155]. Vergleichende Untersuchungen kamen allerdings zu der Erkenntnis, daß starre Teleskope handlicher und vielseitiger und damit zu thorakoskopischen Zwecken geeigneter sind [115, 126]. Für die minimal invasive Chirurgie im Thoraxraum darf die Verwendung starrer Optiken als Standard bezeichnet werden. Denkbar ist der zusätzliche intraoperative Einsatz flexibler Optiken beispielsweise zur Exploration des Perikardraumes (vgl. Abschn. 16).

Zur direkten Bildübertragung auf einen Monitor wird eine CCD-(charge coupled device-)Chipkamera eingesetzt (Abb. 7). Ein während der Operationsvorbereitungen steril auf die Kamera aufgesetzter Teleskopkonnektor (Abb. 6) erlaubt das intraoperative Wechseln der verschiedenen Endoskope. Die Videokamera wird bei uns nicht steril aufbereitet, sondern in speziell dafür konstruierte, kommerziell vertriebene sterile Plastikhüllen verpackt.

3.2 Zusammensetzung des Operationsteams

Thorakoskopisches Operieren setzt ebenso wie die herkömmliche Chirurgie Teamarbeit voraus. In der Regel ist außer dem Operateur ein *Assistent* ausreichend. Es ist von großem Vorteil, wenn dieser sowohl eigene endoskopisch-operative Erfahrung als auch entsprechende Kenntnisse der klassischen Chirurgie hat. Dadurch bringt er optimale Voraussetzungen mit, als teleskopführender „Kameramann" die operativen Schritte mitzuvollziehen und jederzeit eine optimale Zentrierung und Fokussierung des operativen Situs einzustellen. Mit der freien Hand kann er bei Bedarf Haltezangen bedienen. Selten wird zum Aufspannen oder Beiseitehalten von Gewebe eine zusätzliche Hilfe benötigt. Die Fixation der Trokarhülsen beim Wechseln der Instrumente geschieht durch den Operateur selbst oder den Assistenten.

Jede Thorakoskopie wird bei uns unter anästhesiologischer Aufsicht durchgeführt. Wird der Eingriff in lokaler Infiltrationsanästhesie vorgenommen, obliegt dem *Anästhesisten* zusätzlich zur Überwachung der kardiorespiratorischen Funktionen und der Schmerz- und Sedationsmitteltitrierung auch die intraoperative psychologische Führung des Patienten. Der Anästhesist darf zu diesem Zweck vom Chirurgen eine gründliche präoperative Information über den geplanten Eingriff erwarten.

Eine reibungslose Zusammenarbeit zwischen Operations- und Anästhesieteam ist auch beim intubierten Patienten zur effizienten Durchführung einer seitengetrennten Doppellumenintubation Voraussetzung (vgl. Abschn. 3.6).

Die Pflege und Wartung der vielen, teilweise feinen und damit verletzlichen Präzisionsinstrumente und ihre geschickte Aufbewahrung, die einen raschen Zugriff gestattet, setzt beim beteiligten Personal eine hohe Motivation voraus. Ein reibungsloser intraoperativer Ablauf verlangt genaue Kenntnisse des Instrumentariums, der elektronischen Einheiten und des mannigfaltigen Zubehörs. Verständnis für die minimal invasive Chirurgie kann bei der *Instrumentierequipe* am erfolgreichsten mit genauer Information über Sinn und Ziel des Eingriffes sowie durch aktives Einbeziehen ins Operationsgeschehen geweckt werden. Die Instrumentierschwester sollte Einblick auf den Operationssitus nehmen können (vgl. Abschn. 3.4).

Gleichermaßen wichtig sind die Aufgaben der *zudienenden Schwester*. Die Funktionen der Videokamera, der Hochleistungslichtquelle und des Pneumothoraxapparates müssen meistens mehrmals veränderten intraoperativen Situationen angepaßt werden. So absorbiert beispielsweise bereits eine geringfügige Blutung Licht. Umgekehrt bewirken glänzende Instrumente Spiegelungseffekte, welche bei eingestellter Automatik zur reflektorischen Lichtausblendung führen. Ebenfalls muß die Stärke des Saugers reguliert werden und das Nachfüllen von Spüllösung gesichert sein. Zusätzliche Geräte, Nahtmaterial, Fibrinkleber usw. sollten griffbereit gelagert und rasch zum Operationstisch gebracht werden können. Schließlich kommt der Bedienung der Aufzeichnungsgeräte (Videorecorder, Photoprinter, Photoapparat) eine wichtige Rolle zu.

Dies alles verlangt vom Chirurgen neben einer steten Instruktionstätigkeit die Einsicht, daß eine erfolgreich abgeschlossene Thorakoskopie nicht allein ihm zu verdanken, sondern das Resultat gut koordinierter Teamarbeit ist.

3.3 Patientenvorbereitung

Eintrittsbeurteilung

Die Aufnahme eines Patienten zu einer bevorstehenden Thorakoskopie unterscheidet sich in nichts vom üblichen Procedere bei chirurgischen Patienten. Anamneseerhebung und klinische Untersuchung werden umfassend und sorgfältig durchgeführt und dokumentiert. Radiologische und Laborabklärungen sowie weitere präoperative Untersuchungen sind entsprechend den jeweiligen klinischen Fragestellungen durchzuführen.

Nach möglichen Ursachen für pleurale Obliterationen muß speziell gefragt und gesucht werden, um eine adäquate Lagerung und erfolgversprechende Zugänge planen zu können oder aber, um einen unnötigen Thorakoskopieversuch zu vermeiden. Sind die diesbezüglichen anamnestischen, klinischen und konventionell radiologischen Hinweise unklar, kann die Computertomographie oft weiterhelfen, da bei sorgfältiger Durchsicht bereits geringgradige Verdickungen und Seitenunterschiede der Pleura gefunden werden können (Abb. 8.).

Patientengespräch

Da es sich bei minimal invasiven Techniken um überwiegend neue Verfahren ohne gesicherte Langzeitergebnisse handelt, muß der Patient sorgfältig und in ihm verständlicher Art und Weise über den geplanten Eingriff, aber auch über mögliche Alternativverfahren unterrichtet werden. Er muß wissen, daß zwar

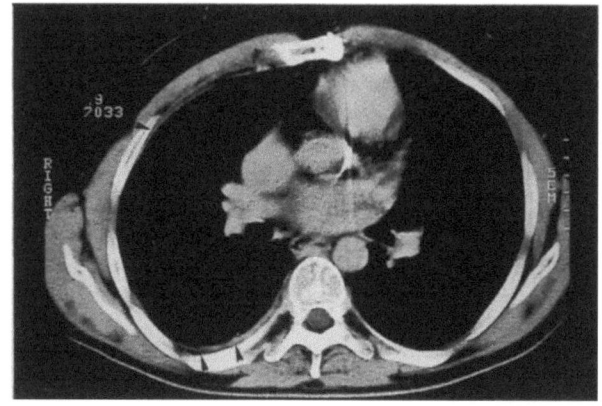

Abb. 8. CT mit diskreter Pleuraverdickung: Ventral und paravetrebral rechts sind verschieden ausgeprägte Pleuraverdickungen sichtbar *(Pfeile)*. Diese – im konventionellen Röntgenbild nicht eruierbar – sind zur präoperativen Planung der Inzisionen wichtig

der für ihn sichtbare Zugang kleiner ist als eine übliche Operationswunde, daß im Körperinneren jedoch wie bei jedem chirurgischen Eingriff Wundflächen geschaffen werden, welche zur Reduktion des Allgemeinzustandes und zu Schmerzen führen können. Ebenfalls muß geklärt sein, daß die Weiterführung des Eingriffes durch eine Thorakotomie nicht Ausdruck einer Komplikation zu sein braucht, sondern als Eventualität eingeplant werden muß, wenn die Möglichkeit der endoskopischen Techniken an ihre Grenzen stoßen. In diesem Zusammenhang sollte auch erwähnt werden, daß eine in Lokalanästhesie begonnene Thorakoskopie in endotrachealer Vollnarkose weitergeführt werden muß. Oft ängstigen die postoperativ aus dem Brustkorb ragenden Drainagen den Patienten und hemmen sein Bestreben, die physiotherapeutischen Bemühungen kräftig zu unterstützen und seine Mobilität so rasch wie möglich zurückzugewinnen. Deshalb sollte er bereits präoperativ über deren Sinn und Zweck unterrichtet werden. Vor dem Eingriff soll auch über die aktiven physiotherapeutischen Möglichkeiten zur Thrombose- und Atelektaseprophylaxe gesprochen werden, damit der Patient weiß, warum er postoperativ trotz Schmerzen zu entsprechenden Übungen aufgefordert und angeleitet werden wird.

Ziel des Gespräches sollte die Bildung einer Partnerschaft zwischen Patient und Arzt sein. Vertrauen bewirken und den Patienten spüren lasen, daß man seine Anliegen und Fragen ernst nimmt, ist ein entscheidender Bestandteil chirurgischer Tätigkeit und viel wichtiger als die Einholung der Patientenunterschrift unter dem Formular „Einwilligung zur Operation".

Apparative Abklärung
Die übliche präoperative Abklärungsfolge ist in Tabelle 2 aufgeführt. Ihre Durchführung hängt im Einzelfall von der Operationsindikation und der möglichen klinischen Relevanz der geforderten Untersuchung ab.

Tabelle 2. Präoperative Abklärung

Anamnese, einschließlich:
Suche nach Hinweisen für das Vorhandensein pleuraler Obliterationen
- Durchgemachte Operationen?
- Status nach Bestrahlung?
- Durchgemachte Lungentuberkulose, Pneumonien?

Hinweise für pleurale Affektionen
- Asbestexposition
- Neoplasie
- Medikamente

Chronische Lungenerkrankung
- Chronisch obstruktive Pneumopathie
- Asthma bronchiale
- Andere

Aktuelle Medikation
- Steroide
- Immunsuppressiva
- Die Gerinnung beeinflussende Pharmaka

Klinische Untersuchung, einschließlich:
- Inspektion der Haltung und Konfiguration des Thorax
- Atemsymmetrie; Ausprägung der Thoraxmuskulatur, Narben
- Perkussion und Auskultation, insbesondere Zwerchfellgrenzen und Verschieblichkeit
- Schulterbeweglichkeit (beide Schultern im Hinblick auf die Lagerung!)

Laboruntersuchung, einschließlich:
- Hämoglobin, Thrombozytenzahl, Thrombinzeiten, INR (Quick)
- Pleuraergußanalyse: Protein, LDH, Glukose, pH; Amylase, Triglyzeride, Zytologie; Mikrobiologie

Bildgebende Verfahren:
- Thoraxröntgen im anteroposterioren und seitlichen Strahlengang

Je nach Anamnese, Befund und klinischer Fragestellung
- Computertomographie
- Sonographie, transthorakal und/oder transösophageal

Lungenfunktionsprüfung:
Die Indikation ist von der Anamnese, den klinischen Befunden und vom geplanten thorakoskopischen Vorgehen abhängig

Kardiologische Untersuchung:
Die Notwendigkeit ihrer Durchführung ist von der Anamnese, den klinischen Befunden und vom geplanten thorakoskopischen Vorgehen abhängig.
- Elektrokardiogramm ohne/mit Rhythmusstreifen
- Kardiologische Zusatzuntersuchungen

3.4 Patientenlagerung

Der Patient liegt auf einem röntgenstrahlendurchlässigen Operationstisch. Auch wenn selten notwendig, ist damit die Möglichkeit einer intraoperativen Darstellung des thorakalen Situs mittels Bildverstärker gewährleistet.

Wahl und Anordnung der Lagerung müssen dem Operationsteam bequemes und entspanntes Arbeiten ermöglichen. Die sterile Abdeckung muß so geplant werden, daß jederzeit, rasch und großzügig thorakotomiert werden kann. 2 Lagerungen haben sich dazu bewährt.

Seitenlage (Abb. 9)
Diese Position darf analog zur offenen Thoraxchirurgie als Standardlagerung bezeichnet werden. Über die nachstehend beschriebenen Zugänge gewinnt man damit im Thoraxraum zwanglos eine vollständige Übersicht, und alle bisher praktizierten Eingriffe sind optimal durchzuführen. Es ist darauf zu achten, daß der Oberarm auf der Operationsseite nicht über Schulterniveau reicht. Es würde die ungehinderte Beweglichkeit der Instrumente und Optiken kranial einengen und damit die freie Sicht und das Arbeiten in den basalen Abschnitten der Thoraxhöhle einschränken.

Rückenlage (Abb. 10)
Diese Lagerung eignet sich a) für Eingriffe in lokaler Infiltrationsanästhesie, b) wenn ein Patient aus Gründen des Allgemeinzustandes eine längere Liegedauer in Seitenlage nicht ertragen würde, c) wenn ein Wechsel der Anästhesie während der Intervention zur endotrachealen Intubation nicht mit großer Wahrscheinlichkeit auszuschließen ist.

Andere Lagerungen
Weitere Lagerungen sind möglich, gelangen jedoch selten zur Anwendung. Beispiele: „Überdrehte Seitenlage zur Evakuation einer abgekapselten liquiden Raumforderung paravertebral (s. Abschn. 12) oder halbsitzende Position zur Durchführung einer Pleurodese beim malignen Pleuraerguß bei kachektischen Patienten mit marginalen respiratorischen Reserven (s. Abschn. 17).

Abb. 9. Standardlagerung: Patient in Seitenlage. Der Oberarm auf der zu thorakoskopierenden Seite darf nicht über Schulterniveau reichen, um das Verstellen der Optiken und Instrumente nicht zu behindern

Abb. 10. Patient in Rückenlage

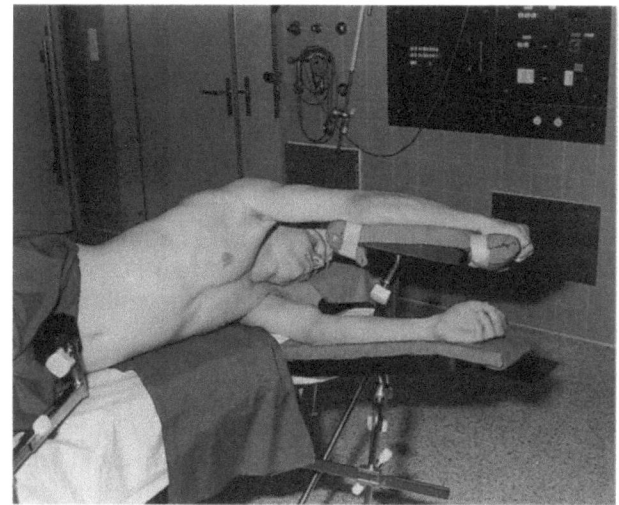

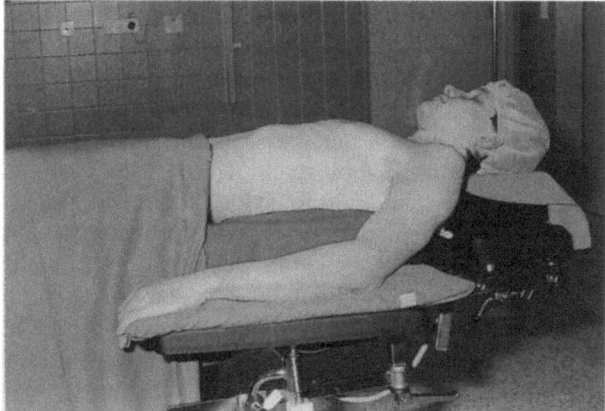

Sterile Abdeckung

Als Abdeckung hat sich ein U-förmiges großes (Einweg-)Schlitztuch mit selbstklebendem Rand bewährt. Auf Schulterhöhe wird ein zweites Selbstklebetuch quer zum Schlitztuch aufgebracht. Der auf Kopfhöhe angebrachte Metallbogen, welcher Gesicht und Arbeitsfeld des Anästhesisten schützt, muß so kranial wie möglich fixiert werden, damit Instrumente und Optiken in der Sagitalebene ungehindert über das Schulterniveau geführt werden können. Diese Abdeckung verlangt gegenseitige Rücksichtnahme und Verständnis zwischen Anästhesist und Chirurg.

3.5 Anästhesie

Der Anästhesie kommt in der thorakoskopischen Chirurgie ein zentraler Platz zu. Die geeignete Wahl des Anästhesieverfahrens und eine suffiziente Schmerzbekämpfung tragen entscheidend zur raschen Wiederherstellung des Patienten und seiner psychischen und physischen Reintegration bei. Eine adäquate Anästhesieform und das vorausgehende Informationsgespräch dienen der Angstverarbeitung und der Streßprophylaxe.

Wir wenden 3 Anästhesieverfahren an:
- *Lokale Infiltrationsanästhesie:* Sie wird mit Einverständnis bei der gezielten diagnostischen Thorakoskopie ohne erwartete Adhäsionen, beim idiopathischen Spontanpneumothorax und bei der Evakuation des noch nicht organisierten Hämatoms eingesetzt. Allerdings werden auch bei diesen Indikationen häufig sedierende und/oder schmerzstillende intravenöse Pharmaka in geringen Dosen verabreicht. Mit je 10 ml 1%igem Xylocaine werden die Inzisionsstellen einschließlich der parietalen Pleura unempfindlich gemacht. Dabei muß jede einzelne schmerzempfindliche Struktur - die Haut, das Periost, der Interkostalnerv und die Pleura parietalis - bewußt gesucht und gezielt infiltriert werden. Die Verwendung von Adrenalinzusatz wird als Prävention von Sikkerblutungen im Inzisionsbereich beschrieben [21]. Damit soll vermieden werden, daß Blut der Trokarhülse entlangfließt und zur Trübung der Optik führt. Die Anwendung der Lokalanästhesie setzt eine genaue Information des Patienten vor dem Eingriff und eine psychologisch geschickte Führung während der Operation voraus. Das erhaltene Bewußtsein und die damit verbundene Möglichkeit des verbalen Kontakts gewährleisten eine sorgfältige anästhesiologische Überwachung des Patienten. Zudem ist die physiologische Belastung während des Eingriffs geringer als bei einer Intubationsnarkose. Eine Kontraindikation gegen die Anwendung der Lokalanästhesie besteht bei Vorliegen einer Allergie gegen die benötigten Medikamente.

- *Lokale Infiltrationsanästhesie kombiniert mit Analgosedation:* Die zusätzliche intravenöse Analgosedation kann bereits vor der definitiven Lagerung als Prämedikation oder aber während des Eingriffes eingesetzt werden. Die Indikationen entsprechen denjenigen der lokalen Infiltrationsanästhesie. Die verwendeten Substanzen sollten eine suffiziente Sedation mit einem anxiolytischen Effekt kombinieren. Ein zusätzlicher Amnesieeffekt ist bei längerdauernden Eingriffen mit daraus resultierenden Lagerungsbeschwerden erwünscht.
- *Endotracheale Intubation mit Doppellumentubus.* Diese Anästhesieform wird von uns am häufigsten eingesetzt. Bei ängstlichen Patienten ersetzt sie die angeführten Indikationen in Lokalanästhesie. Als grundlegender Vorteil gegenüber jeder anderen Anästhesieform erlaubt sie die Operation am „offenen Thorax", d.h. nach Induktion des Pneumothorax kann bei stillgelegtem Lungenflügel ohne weiteren CO_2-Verbrauch mit offen belassenen Trokarhülsen operiert werden. Endoskope und Instrumente können dabei beliebig entfernt oder umgesetzt werden. In der Regel beatmen wir die stillgelegte Lunge alle 20 min zur Prävention von Atelektasen, Shuntproblemen und pulmonaler Vasokonstriktion für 3 min.

Die einfache endotracheale Intubation stellt eine Kompromißlösung bei technisch nicht einführbarem Doppellumentubus dar. Sie sollte vermieden werden. Die Vorteile der stillgelegten Lunge fallen ebenso weg wie die geringere Invasivität der Lokalanästhesie. Gelangt sie trotzdem zum Einsatz, sollte eine anästhesiologische Technik angestrebt werden, welche die Spontanatmung des Patienten gestattet. Dadurch kann wie beim lokalanästhesierten Patienten zumindest ein partieller Pneumothorax ohne ventilatorisch bedingten Gegendruck aufrecht erhalten werden.

Die von unseren Anästhesisten routinemäßig verwendeten Narkosetechniken werden in Tabelle 3 beschrieben; die intraoperative Überwachung des Patienten ist in Tabelle 4 aufgeführt.

Die Wahl der Anästhesieart hängt vom Patienten, von der Indikation und der geplanten Opera-

Operative Technik

Tabelle 3. Narkoseverfahren

Lokale Infiltrationsanästhesie
Prämedikation:
Perorale Verabreichung eines milden Anxiolytikums/Sedativums aus der Diazepam-Reihe, kombiniert mit einem Opiat (z.B. Nicomorphin-Hydrochlorid)
Infiltrationsanästhesie:
Jeder Zugang wird mit 10 ml eines 1%igen Lokalanästhetikums (z.B. Scandicain) ohne Adrenalinzusatz unempfindlich gemacht

Intravenöse Analgosedation
Prämedikation:
Perorale Verabreichung eines milden Anxiolytikums/Sedativums aus der Diazepam-Reihe, kombiniert mit einem Opiat (z.B. Nicomorphin-Hydrochlorid)
Peroperativ:
1. Kurzwirkendes Opiat, z.B. Alfentanyl. Falls notwendig, wird die Substanz repetitiv verabreicht
2. Propofol. Dieses wird unter klinischer Beobachtung und Kontrolle der in Tabelle 4 aufgeführten Parameter titriert oder bei längerem Eingriff über einen Perfusor kontinuierlich injiziert
3. Die thorakalen Inzisionen werden mit 10 ml eines 1%igen Lokalanästhetikums (z.B. Scandicain) ohne Adrenalinzusatz unempfindlich gemacht

Intubationsnarkose mit Hilfe der Doppelumentechnik
Prämedikation:
Perorale Verabreichung eines milden Anxiolytikums/Sedativums aus der Diazepam-Reihe, evtl. kombiniert mit einem Opiat (z.B. Nicomorphin-Hydrochlorid
Narkoseeinleitung:
1. Kurzwirkendes Barbiturat, z.B. Thiopental
2. Kurzwirkendes, depolarisierendes Muskelrelaxans, z.B. Succinylcholin
Unterhaltung der Narkose:
1. N_2O/O_2, Insufflation im Verhältnis 4:2 (Pulsoxymetriekontrolle!)
   Bei Einlungenanästhesie: N_2O/O_2 im Verhältnis 1:1
2. Nicht depolarisierendes kurzwirkendes Muskelrelaxans, z.B. Atracurium
3. Kurzwirkendes Opiat, z.B. Alfentanyl

Tabelle 4. Intraoperative Überwachung des Thorakoskopiepatienten

Alle Anästhesieformen
 – Kontinuierliche Elektrokardiographie
 – Regelmäßige Blutdruckmessungen mit Oberarmmanschette
 – Kontinuierliche transkutane Messung der Sauerstoffsättigung (Biox)
Zusätzlich bei Intubationsnarkose
 – Kontinuierliche Messung des CO_2-Gehaltes in der Exspirationsluft (Kapnographie)

tionstechnik ab. Ebenso spielt die Erfahrung des Chirurgen und des Anästhesisten eine Rolle. Als Faustregel sollte im Zweifelsfalle die Intubation mit Doppellumentubus eingesetzt werden.

Mögliche anästhesiebedingte Komplikationen entsprechen denjenigen der offenen Lungenchirurgie. Bei uns konnten mit Ausnahme bereits präoperativ maschinell beatmeter Intensivpatienten (n = 3) alle Operierten (n = 247) unmittelbar im Anschluß an den Eingriff extubiert werden.

Bei laparoskopischen Eingriffen werden in der Literatur zum Teil erhebliche Zahlen von Patienten mit postoperativer Übelkeit und Erbrechen aufgeführt [29, 79]. Diese Beobachtung machten wir bei unseren Patienten nicht. Wir erinnern uns an 2 Patienten mit postoperativem Brechreiz; in einem Fall führte bereits das Absetzen des aus Schmerzgründen verabreichten Morphinderivates zur raschen Besserung des Zustandes.

3.6 Pneumothoraxanlage

Der Pneumothorax wird bei uns anläßlich der Thorakoskopie angelegt. Mögliche Obliterationen sollten präoperativ gesucht werden (s. Abschn. 3.3). Mit zunehmender Erfahrung gelingt sowohl die präoperative Lokalisation möglicher Pleuraverwachsungen als auch die Erkennung vollständig obliterierter Pleuraspalten leichter. Bei den ersten 50 Thorakoskopien mußten wir den Eingriff wegen Obliteration in 6% der Fälle abbrechen, seither traf dies in über 180 weiteren Eingriffen nur noch bei 1,5% zu.

Zum Verständnis des Pneumothorax soll die Physiologie des Pleuraspaltes kurz umrissen werden. In mittlerer Höhe weist der Pleuraspalt in Ruheatmung und aufrechter Körperhaltung einen Unterdruck von $-0,4$ bis $-0,5$ kPa auf. An der Lungenbasis ist der Negativdruck mit $-0,2$ ca. $-0,3$ kPa geringer, an der Lungenspitze beträgt er hingegen ungefähr $-1,0$ kPa. Aus tiefer Inspiration resultiert generell ein höherer Unterdruck, da die elastischen Retraktionskräfte der Lunge zunehmen. Bei maximaler Ausdehnung der Lunge können diese Werte bis zu -40 cm H_2O ansteigen. Eine tiefe Ausatmung hingegen führt zu Werten nahe 0 oder leicht positiv. Die

Differenz des intrapleuralen Unterdrucks von −0,7 kPa zwischen der Lungenbasis und der Lungenspitze bleibt indessen in allen In- und Exspirationslagen unverändert [184].

Für die operative Thorakoskopie ist die Anlage eines ausgedehnten Pneumothoraces von Vorteil, wenn auch nicht immer notwendig. Der für die Durchführung des Eingriffes benötigte Grad des Lungenkollapses ergibt sich aus der Darstellungsmöglichkeit der gesuchten Struktur.

Wir verwenden zur Pneumothoraxanlage einen Endopneuinsufflator, wie er auch in der Laparoskopie benützt wird. Auf den gebräuchlichen Endopneuapparaten läßt sich der Insufflationsdruck einstellen und während des Einstromvorganges jederzeit in mmHg messen. Auch die Qualität des Gasflusses – ob laminar oder turbulent – ist überprüfbar. Schließlich ist die gewünschte Flußmenge pro Minute einstellbar (Abb. 11). Wir verwenden als Gas CO_2. Es wird rasch resorbiert, was im Hinblick auf unbeabsichtigtes Einpressen in extrapleurale Strukturen, speziell intravasal oder mediastinal, zusätzliche Sicherheit gewährleistet.

Die Verwendung des Endoinsufflators scheint uns aus einem weiteren, praktischen Grunde vorteilhaft: Benützt man bei der Eröffnung des Brustkorbes nur den natürlichen pleuralen Unterdruck zur Pneumothoraxanlage, bildet sich ein sog. Mantelpneumothorax, welcher zur exakten Exploration des gesamten Pleuraraumes selten ausreicht. Die CO_2-Insufflation, welche nach den initialen 500 ml unter Sicht weitergeführt wird, gestattet hingegen ein kon-

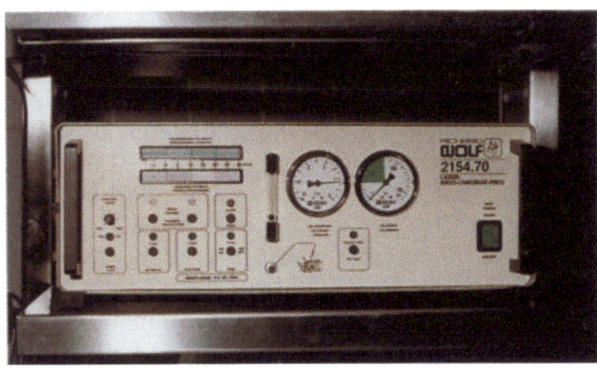

Abb. 11. Endopneugerät mit Druckbegrenzer, Steigsäule, Flowmeter und CO_2-Tankanzeige (von *links* nach *rechts*)

trolliertes und doch zügiges Kollabieren der Lunge ohne Verzicht auf Sicherheit, wofür die oben angeführten Funktionen des benützten Endoinsufflator Gewähr bieten. Als Alternative kann ein Pneumothoraxapparat eingesetzt werden, wie er von vielen Pneumologen verwendet wird [21, 26].

Eine eigene kleine Untersuchungsreihe an 10 Patienten zur Überprüfung der intrapleuralen Druckwerte beim Gebrauch des Endoinsufflators hat ergeben, daß sich durch Insufflieren von CO_2 bei einem eingestellten Wert von 1 l/min und einer oberen Flußdruckbegrenzung von 15 mm Hg der intrapleurale Druck in der Initialphase der Pneumothoraxanlage zwischen -2 und $+1$ cm H_2O bewegt. Wenn in Lokalanästhesie oder in endotrachealer Intubationsnarkose ohne Doppellumentubus, d.h. bei geschlossenem Pneumothoraxsystem, operiert wurde, konnten während der Intervention bei Hustenattacken der Patienten Druckspitzen bis $+15$ cm H_2O registriert werden. Bei nicht ventilierter Lunge in Doppellumenintubation hingegen wies der intrapleurale Druck nach Kollaps der Lunge bei offenen Trokarhülsen erwartungsgemäß Umgebungsdruck auf. Die Untersuchung wurde mit einem Gerät, welches den intrapleuralen Druck über einen elektronischen Transducer in cm H_2O aufzeichnet, durchgeführt.

Die erste Hautinzision – beim Patienten in Seitenlage standardmäßig an höchster Stelle vor dem M. latissimus dorsi (vgl. Abb. 16) angelegt – wird bei vermuteter freier Thoraxhöhle zum Einführen der Verres-Nadel benützt. Bei der Punktion des Pleuraraumes mit der Verres-Nadel wird deren richtiger Sitz dreifach geprüft. Beim Durchdringen des Pleuraraumes hört und fühlt der Operateur ein leichtes Schnappen der Nadel. Der Tropfenaspirationstest wird duchgeführt, indem die Verres-Nadel mit Ringerlösung gefüllt wird. Durchstößt die Nadelspitze die Pleura parietalis ungehindert, wird der überstehende Flüssigkeitstropfen durch den negativen intrathorakalen Druck eingesaugt. Nach der anschließenden Konnektion der Nadel mit dem zum Pneumothoraxgerät führenden Plastikschlauch kann der CO_2-Einstrom unter Kontrolle der direkten Flußanzeige und des vorgewählten Insufflationsdruckes durchgeführt werden. Initial werden bei ungehindertem Fluß ca. 500 ml CO_2 insuffliert. In einem adhäsionsfreien Pleuraraum saugt der intrapleurale Unterdruck das Gas durch die Nadel ein, so daß der angezeigte Insufflationsdruck auf der Skala nur bei spontan forcierter Einatmung beim lokal anästhesierten Patienten über 2–4 mm Hg ansteigt. Ein höherer Druck auf der Skala und eine langsame Flußanzeige weisen auf adhäsionsbedingte Septierungen des Pleuraraumes, partielle Obliteration oder eine fälschlicherweise in der Thoraxwand plazierte Nadelspitze hin. Steigt hingegen beim intubierten Patienten das pCO_2 der Atemluft auf dem Display des Kapnographen zeitgleich mit der Gasinsufflation an, liegt die Verres-Nadel mit aller Wahrscheinlichkeit im Lungenparenchym und muß neu plaziert werden.

Ist die Pneumothoraxanlage nicht möglich, kann vor dem Entschluß, den Eingriff abzubrechen oder eine Thorakotomie vorzunehmen, eine Miniinzision vorgenommen werden, welche eine lokale digitale Austastung des Pleuraraumes gestattet. Der Geübte wird aufgrund des digitalen Palpationsbefundes eine alte und/oder dicke Verschwartung von zarten Adhäsionen oder frisch in Organisation begriffenem Pannus unterscheiden können. Bei den letzteren 2 Befunden kann mit dem Finger eine zirkumskripte Höhlenbildung vorgenommen werden. Nach Setzen einer dichten Hautnaht durch Einzelknopfnähte, werden nun 2 eng benachbarte Trokars installiert, in welche die Optik und ein Instrument (Taststab oder Saugrohr) eingebracht werden. Unter optischer Sicht läßt sich so der verklebte Pleuraraum Schritt um Schritt befreien. Gleichzeitig wird die Lunge durch CO_2-Insufflation kollabiert. Dieses Vorgehen eignet sich nur beim doppellumenintubierten Patienten.

Gefahren der Pneumothoraxanlage sind die Gasembolie, das Mediastinalemphysem, das generalisierte Luftemphysem und ernsthafte Dyspnoeanfälle. Ihre klinische Bedeutung werden in Abschn. 4 abgehandelt.

Das nicht seltene Auftreten von Angstgefühlen bei der Induktion eines Pneumothorax am lokalbetäubten Patienten muß vom Anästhesisten und Chirurgen wahrgenommen werden. Während der Chirurg mit der weiteren Gasinsufflation innehält oder bei ausgeprägter Symptomatik den Pneumothorax wieder aufhebt, wird der Anästhesist nach Bewertung der klinischen Relevanz der Situation, psychologische und allenfalls medikamentöse Maßnahmen zur Betreuung des Patienten und zur Behebung der Angst ergreifen. Bis heute mußte in unserer Serie deswegen noch keine Thorakoskopie abgebrochen werden.

3.7 Drainage

Bei Patienten nach thoraxchirurgischen Operationen, wozu auch thorakoskopische Eingriffe zählen, sind in der Nachbehandlung aufgrund des physiologischen Unterdrucks im Pleuraraum (vgl. Abschn. 3.6) spezielle Maßnahmen erforderlich. Sie sind potentiell gefährdet, pleurale Verschwartungen oder einen residuellen Totraum zu bilden, wenn etwaige Luftfisteln oder postoperative Flüssigkeitskollektionen nicht suffizient drainiert werden. Dazu sind genügend großlumige und richtig plazierte Thoraxdrainagen notwendig. Routinemäßig legen wir ventroapikal einen Luftdrain und dorsoinferior in den Recessus costodiaphragmaticus einen Flüssigkeitsdrain ein. Die Drainagen dürfen nicht in Lungenfissuren plaziert werden, weil sie dort Lungenparenchym ansaugen und ihre Funktion einstellen würden.

Die Drainage sollte prinzipiell einen negativen intrapleuralen Druck verursachen, um dadurch so rasch wie möglich physiologische Verhältnisse zu erzielen. Die erfolgreiche Wiederherstellung physiologischer Verhältnisse mit einem flüssigkeits- und luftfreien Pleuraspalt läßt sich radiologisch durch die anatomisch normgerechte Lage des Mediastinums, die Konvexität des Zwerchfells und durch seitengleiche Zwischenrippenabstände überprüfen. Die normale Entfaltung der Lunge zeigt sich an fehlenden Atelektasen und Dystelektasen.

Die einfachste Form eines Pleuradrainagesystems ist die Abdichtung der Thoraxdrainageverlängerung durch Wasser in einer Flasche. Die Flasche muß unterhalb des Patientenniveaus plaziert werden. Damit wird ein Vakuum zwischen -3 und -5 mm Hg erreicht. Um eine raschere Ausdehnung der Lunge bei ausgedehnten Flüssigkeitsmengen oder einer Luftfistel zu erzielen, kann das abgeleitete System mit kontinuierlichem Sog versehen werden

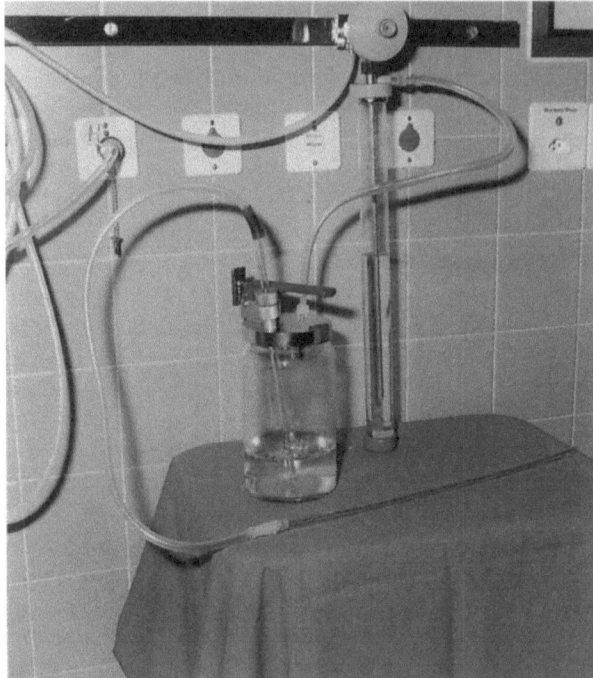

Abb. 12. Thoraxdrainagesystem. Thoraxdrain, Bülau-Flasche und Wasserschloß

(Abb. 12). Die Stärke des Sogs muß mindestens so bemessen werden, daß der intrapleural ansteigende Negativdruck während der Inspiration des Patienten übertroffen wird. Bewegt sich Pleurasekret im Drainagesystem während der Inspiration in Patientenrichtung, ist dies nicht der Fall.

Ebenso deutet intermittierende Blasenbildung im Wasserschloß auf ungenügenden Sog oder ein großes Lungenleck hin. Pendelt trotz kontinuierlichem Sog im Wasserschloß und fehlender Blasenbildung ein Wasserspiegel im Schlauchsystem zwischen Thoraxwand und Bülau-Flasche hin und her, deutet dies auf einen etablierten Totraum, bzw. eine sog. gefangene Lunge hin.

Eine Thoraxdrainage sollte nicht abgeklemmt werden! Damit wird die Gefahr eines Spannungspneumothorax vermieden und erwünschte beginnende Verklebungen zwischen Lunge und Thoraxwand werden nicht wieder zerrissen. Die wassergefüllte Flasche darf jedoch nicht über das Patientenniveau gehalten werden. Das Pflegepersonal muß über diese Belange richtig instruiert und informiert

Abb. 13. Drainagetypen: Gerade und gebogene Thoraxdrains, 20–32 Charr., Mathys-Drainage

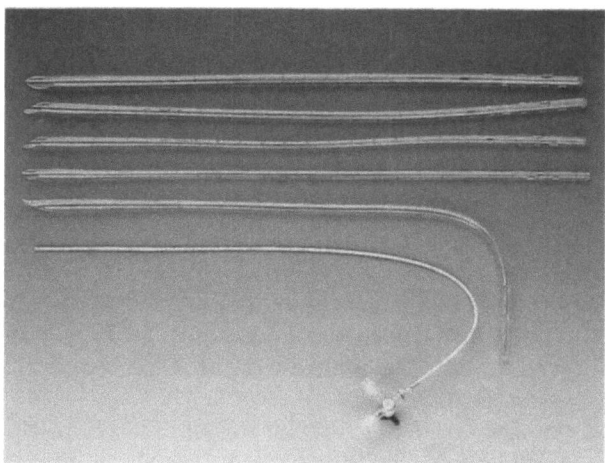

werden. Dazu gehört auch die tägliche Nachfrage des Operateurs über Drainagemenge und Sekretart, sowie die persönliche Kontrolle der Einrichtung. Der Patient sollte bereits vor dem Eingriff über Sinn und Zweck der Thoraxableitung unterrichtet worden sein (vgl. Abschn. 3.3).

Prinzipiell sollen die Drainagen einen großzügigen Durchmesser aufweisen. Die Abb. 13 zeigt die von uns verwendeten Drainagetypen. Auswahl, Anzahl und Länge des intrathorakalen Drainanteils hängen vom durchgeführten Eingriff und den anatomisch-pathologischen Gegebenheiten ab. Die Drainageaustrittstellen sollten aus Gründen der Funktion und des Patientenkomforts nicht im Rückenbereich oder in der Axilla zu liegen kommen. Wir verwenden üblicherweise 2 der 3 Operationsinzisionen als Hautausleitung. Die suffiziente Wirkung hat Priorität über Komfort und Kosmetik.

Ist die Lunge klinisch und radiologisch entfaltet, entweicht dem Drain keine Luft mehr, und beträgt die Sekretfördermenge weniger als 100 ml klare seröse Flüssigkeit in 24 h – was der ungefähren Reizsekretion durch die Drainage selbst entspricht – wird er entfernt. Bei kurzdauernden, in Lokalanästhesie durchgeführten Thorakoskopien ohne größere operative Eingriffe nehmen wir auf die Sekretmenge keine Rücksicht. Die Drainge wird am besten in Inspirationsstellung entfernt, um einer plötzlichen reflexartigen Einatmung des Patienten vorzubeugen.

Die Drainagen länger zu belassen als notwendig, ist therapeutisch unerwünscht, da der Patient mit zunehmender Drainliegedauer durch lokale Schmerzen an der Austrittspforte gestört wird; außerdem nimmt das potentielle Infektrisiko, das jeder chirurgischen Drainage anhaftet, zu.

Persistiert eine Luftfistel, sollten folgende Fragen geklärt werden:
- Ist das Drainagesystem zwischen Vakuumanschluß und Thoraxdrain verstopft, leckt es oder weist es eine Diskonnektion auf? (Antwort durch klinische Kontrolle)
- Ist die Draineintrittstelle in den Thorax dicht? (Antwort durch klinische Kontrolle)
- Hat sich die Drainage in der Halterungsligatur gelockert und ist sie partiell herausgerutscht? Liegen damit seitliche Öffnungen des Drains außerhalb des Brustkorbes? (Antwort durch Röntgenkontrolle!)
- Liegt der intrathorakale Teil der Drainage korrekt? (Beim intraoperativen Plazieren muß die Verdrängung der Drainspitze durch die Entfaltung der Lunge längenmäßig miteinbezogen werden!)
- Ist die thorakoskopisch gesetzte Ligatur, die Staplernaht, der applizierte Fibrinkleber dicht? (Antwort durch Kontrolle des Operationsvideobandes; allenfalls Rethorakoskopie)
- Ist die vermutete Luftfistel infiziert oder liegt sie in Tumorgebiet? (Antwort durch Kontrolle des Operationsvideobandes; allenfalls Rethorakoskopie bzw. Rethorakotomie) (s. auch Abschn. 13).

Richtig eingelegte Drainagen, maßgerechter Sog und der postoperative kompetente Umgang mit dem Drainagesystem entscheiden wesentlich über den Erfolg thorakoskopischer Interventionen.

3.8 Anordnung im Operationssaal

Wir der Patient in Seitenlage operiert, stehen Chirurg, Assistent und Operationsschwester ventral. Der Gerätewagen mit dem TV-Monitor wird gegenüber auf Thoraxhöhe installiert (Abb. 14).

Abb. 14. Anordnung im Operationssaal bei Seitenlage des Patienten

Abb. 15. Anordnung im Operationssaal bei Rückenlage des Patienten

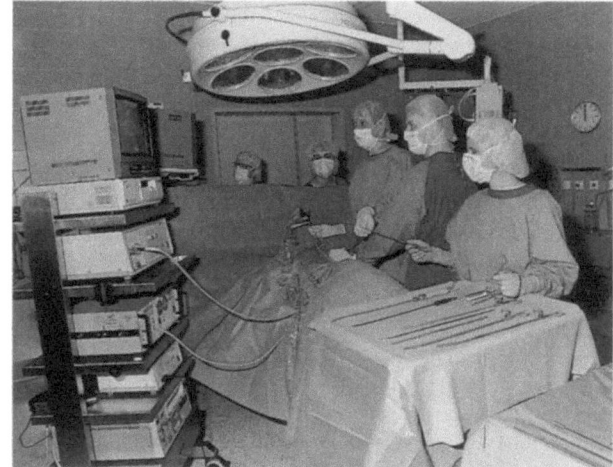

14

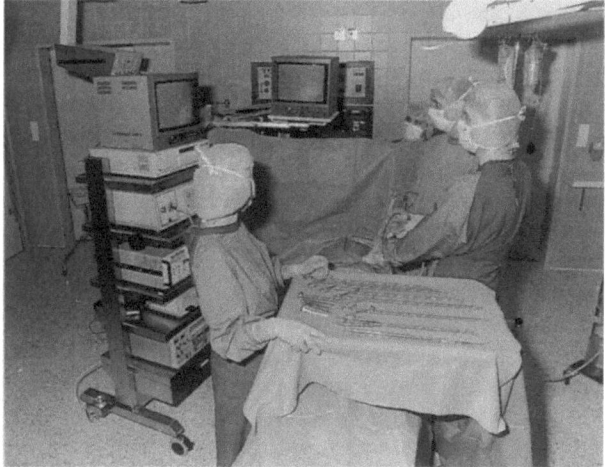

15

Bei Eingriffen in Rückenlage steht das gesamte Team auf der zu operierenden Patientenseite, der Monitor wird auf der Gegenseite aufgestellt. Die Positionierung der Operationsschwester auf der Seite des Operationsteams gestattet ihr durch ungehinderten Blick auf den Bildschirm eine aktive Teilnahme am operativen Geschehen, was in konzentrierte Zusammenarbeit umgesetzt werden kann. Entschließt man sich zum Einsatz eines 2. Bildschirms, ist es der Operationsschwester allerdings möglich, auf die Gegenseite zu stehen. Damit werden die Platzverhältnisse am Tisch optimiert und die Arbeit geht leichter „Hand in Hand" (Abb. 15).

Wünschenswert ist ein genügend großer Raum, welcher eine großzügige Anordnung der verschiedenen Gerätschaften erlaubt. Bei der Installation der verschiedenen Kabel und Schläuche, welche in der sterilen Operationszone münden, ist dem Umstand Rechnung zu tragen, daß ein ungehinderter Zugang zur Bedienung der verschiedenen Funktionseinheiten (bildgebende Geräte, Insufflator, Koagulationsapparat, Sauger etc.) gewährleistet ist. Dafür hat sich eine sternförmige Anordnung der gesamten Einrichtung bewährt.

3.9 Zugänge

Bei der Wahl der Einstichstellen müssen im Thoraxbereich knöcherne Strukturen (Rippenthorax mit Sternum und Scapula), muskelstarke Regionen (Mm. pectorales major et minor, M. latissimus dorsi und M. serratus anterior) und Nerven (N. thoracicus longus, N. thoracodorsalis) neben den Interkostalgefäßen berücksichtigt werden. Die Inzisionen sind so zu wählen, daß Gefäße und Nerven nicht verletzt werden und das präzise Führen der Optik und Instrumente frei und ohne Zwang gewährleistet ist.

Die Inzisionen werden unter Berücksichtigung des geplanten Eingriffs bzw. der Lage der pathologischen Befunde zwischen dem 3. und 8. Interkostalraum gesetzt. Dabei sei nochmals darauf hingewiesen, (s. Abschn. 2), daß im Bereich der Thoraxapertur nur ein kleiner Querdurchmesser zwischen der Brustwand und dem Mediastinum mit den großen Gefäßen liegt, weshalb die Instrumente langsam und kontrolliert eingeführt werden müsen. In den basalen Throaxabschnitten kommt es wiederum nicht selten vor, daß der Recessus phrenicocostalis nach durchgemachten Pleuritiden vernarbt und nach kranial hochgezogen ist, wodurch bei unkontrolliertem Einführen des Trokars die Gefahr der Leber- oder Milzpenetration entsteht.

Als Standardvorgehen hat sich bei uns folgende Technik bewährt: 3 Miniinzisionen werden im muskelarmen Dreieck, gebildet aus Achselhöhle, Hinterrand des M. pectoralis major und Vorderrand des M. latissimus dorsi, geplant (Abb. 16). In Seitenlage kommt der erste Hauteinstich ausnahmslos vor den

Abb. 16. Standardzugänge in Seitenlage

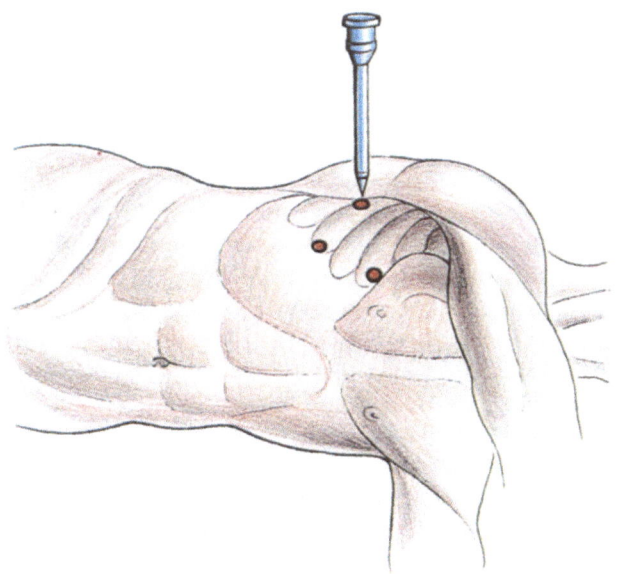

M. latissimuss dorsi im 4. Interkostalraum zu liegen. In Rückenlage wird mit einer 1. Inzision am Hinterrand des M. pectoralis major auf Höhe des 5. Interkostalraumes begonnen. Bei installiertem Doppellumentubus wird die betreffende Lunge zuvor aus der Beatmung ausgeschaltet. Nach Einführen eines starren Trokars durch die Hautinzision wird der CO_2-Schlauch mit der seitlichen Trokaröffnung verbunden. Die Geradeausoptik wird eingeführt. Alle endoskopischen Abläufe werden ab jetzt auf einen Farbmonitor übertragen. Zur Vervollständigung des Pneumothorax wird anschließend weiter Kohlensäure insuffliert.

Zweit- und Dritteinstich werden dreieckförmig im Bereich der Interkostalräume 2−8 in ausreichendem Abstand voneinander angebracht. Die Lage der Zugänge wird präliminär entsprechend der geplanten Operation festgelegt und kann nun mit Hilfe der optischen Einsicht verifiziert oder modifiziert werden. Inzidiert wird in der Regel nur die Haut. Verwendet werden biegbare Polytetrafluoroethylen-Trokars mit einem Durchmesser von 7mm. Die kegelförmig stumpfe Spitze hilft, Verletzungen der Interkostalgefäße und der Lungen zu vermeiden. Liegen segelförmige Adhäsionen vor (Abb. 17), welche eine optisch kontrollierte Trokarinsertion unmöglich machen, kann die Sondierung mit einer feinen Nadel, welche auf eine mit Kochsalz gefüllte Spritze gesteckt ist, oder die Durchleuchtung mit dem Bildverstärker, wie sie von einigen Pneumologen routinemäßig angewandt wird [26], Aufschluß darüber geben, ob der gewählte Zugang in gasgefülltes, intrapleurales Gebiet zu liegen kommt oder ob er Lungenparenchym verletzen würde.

Ein kulissenförmiger Zugang durch die Schichten der Thoraxwand, wie er üblicherweise beim Einführen einer Thoraxdrainage verwendet wird, bewährt sich in der Thorakoskopie nicht. Durch die subkutane Tunnelierung und das endgültige transmuskuläre Eindringen erst im nächsthöheren Interkostalraum würde die Haut gespannt und dadurch das freie, gezielte Führen der Instrumente in der Trokarhülse zusätzlich zum anatomischen Rippenhypomochlion behindert.

Sickerblutungen aus dem Stichkanal tendieren durch Adhäsionskräfte bedingt dazu, der Trokarhülse entlang zu deren inneren Öffnung zu fließen. Beim Einführen der Optik trüben sie die Teleskopspitze. Diesem Umstand kann begegnet werden, indem 1. die Thoraxwand immer stumpf penetriert wird, 2. die Optik mit Ultrastop® beträufelt wird, und 3. die Trokarhülse bei Bedarf mit Ringerlösung gespült, oder 4. mit einem Gazetupfer wie ein

Abb. 17. a Endobild: Elastische segelförmige Adhäsionen. Im *unteren Bildteil* ist Lungenparenchym, *oben* Thoraxwand sichtbar. Diese Adhäsionen behindern die Anlage eines Pneumothorax nicht. **b** Wird die Verres-Nadel an einer Stelle mit derart innigen Verwachsungen zwischen Lunge und Brustwand eingeführt, besteht die Gefahr, daß sie ins Lungenparenchym eindringt. *Bildmitte* Adhäsionen, *oben* Thoraxwand *unten* Lungenparenchym

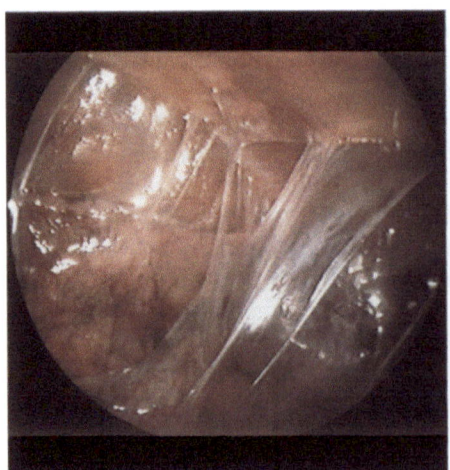

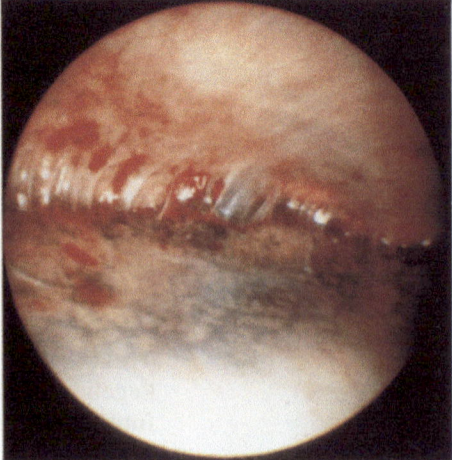

a b

Gewehrlauf gereinigt wird. Optimal gelöst ist dieses lästige Problem indessen bis heute noch nicht. Lösungsansätze mit Hilfe einer Sprühdüse am Vorderrand der Optik verlangten eine Verkleinerung des Optikdurchmessers und verursachten dadurch untolerierbare Lichtverluste. Klinisch bedeutsame Blutungen durch trokarbedingte Verletzungen der Interkostalgefäße im Inzisionsbereich haben wir noch nie beobachtet. Sind sie vorgekommen, waren sie auf intraoperative, instrumentelle Verletzungen zurückzuführen.

3.10 Allgemeine operative Schritte

Nach erfolgter Einrichtung der Zugänge steht am Anfang jedes thorakoskopischen Eingriffes die endoskopische Exploration des Thoraxraumes. Dabei sollte ein standardisiertes Vorgehen gewählt werden, um pathologische Befunde möglichst nicht zu übersehen. Ausgehend von der Hilusvorderseite hat sich auf der linken Seite ein Vorgehen im Uhrzeiger-, rechts entgegen dem Uhrzeigersinn als praktisch ergeben (vgl. Abschn. 2). Bei der Exploration stellen Taststab und Faßzangen zum Einstellen der gewünschten anatomischen Strukturen wertvolle Hilfen dar. Die Palpation hilft bei der Suche nach anatomischen Strukturen, speziell bei adipösen Patienten (z.B. sympathischer Grenzstrang, N. laryngeus recurrens). Mit wachsender Erfahrung gestattet die instrumentelle Austastung zudem eine aussagekräftigere Beurteilung pathologischer Befunde bezüglich Konsistenz, Ursprung und Beziehung zur Umgebung (vgl. Abb. 45).

Prinzipiell soll vor Beginn der eigentlichen Intervention die ganze Thoraxhöhle mit ihren Strukturen – Lungenfissuren miteinbezogen – optisch eingesehen worden sein. Nur so kann sie präzise beurteilt und das nachfolgende operative Vorgehen festgelegt werden. Übersehene oder belassene Adhäsionen bilden blinde Winkel, die bei intraoperativen Blutungen – welche aufgrund der optischen Vergrößerung auch bei geringer Menge als ausgeprägt imponieren – das zielgerichtete und zügige Umsetzen und Einstellen der Optiken und Instrumente zur Blutstillung erschweren oder unmöglich machen.

Hinderliche Verwachsungen werden mit der Schere oder der monopolaren Koagulationssonde durchtrennt (vgl. Abb. 17). Die scharfe Präparation mit der Schere ist problemlos möglich, da etwaige Blutungen fast ausnahmslos von der parietalen Seite der Verwachsung ausgehen und dort gezielt koaguliert werden können.

Für weitere Arbeitsschritte empfiehlt sich das Einführen des Saugspülrohres. Damit kann die Instillation von körperwarmer, isotoner, kristalliner Lösung als Spülflüssigkeit vorgenommen werden. Es soll nur körperwarme Flüssigkeit verwendet werden. Kältere Flüssigkeit führt möglicherweise zu vasovagalen Reflexen (vgl. Abschn. 4). Die Rohrspitze kann bei fließendem Wasserstrahl zur Präparation eingesetzt werden. Ebenso dient der Flüssigkeitsstrahl zur Ortung von Blutungsquellen. Bei jedem Absaugen muß synchron CO_2 insuffliert oder ein Trokar offen belassen werden, um die unerwünschte Entfaltung der Lunge zu verhindern.

Am Ende jeder Intervention muß eine exakte Blutstillungskontrolle, bei möglicher Lungenverletzung zusätzlich die Parenchymlecksuche durchgeführt werden. Letzteres geschieht am besten, indem die vorsichtig beatmete Lunge mit dem Taststab abschnittsweise unter das durch Instillation von Ringer-Lösung gebildete Flüssigkeitsniveau gedrückt wird („Wasserprobe").

Die Drainagen werden anschließend unter Sicht durch die vorhandenen Miniinzisionen mit Hilfe des Führungsstabes eingebracht und ihre Spitzen apikal und im Sinus phrenicocostalis plaziert (Abb. 18). Die

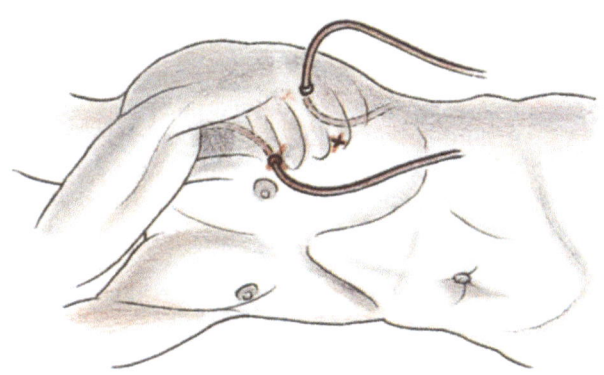

Abb. 18. Häufig können die Drainagen am Ende der Thorakoskopie durch bestehende Zugänge plaziert werden

Evakuation des Pneumothorax am Ende sollte unter optischer Kontrolle und zur Vermeidung eines interstitiellen Lungenödems langsam durchgeführt werden.

Verbliebene Inzisionen werden mit einer Einzelknopfnaht verschlossen. Die Nähte können spätestens nach 7 Tagen entnommen werden.

3.11 Nachsorge in der Klinik

Eines der Hauptziele der minimal invasiven Technik ist die weitgehende Erhaltung der atemfunktionell wichtigen Thoraxwand. Durch gezielte Präparation unter 2- bis 5facher Vergrößerung kann die innere Wundfläche ebenfalls minimiert werden. Ob das Belassen der Organe im geschlossenen Thoraxraum − und damit ihr Schutz vor dem Austrocknen unter der gleißenden Operationslampe − protektiv wirkt, müßte an vergleichenden Gewebeproben nachgewiesen werden.

Trotz gesicherter und möglicher Vorteile erleidet jedoch auch der thorakoskopierte Patient ein Operationstrauma. Eine Narkose wird durchgeführt, die Lunge wird kollabiert und es werden innere Wundflächen geschaffen. Die von uns routinemäßig 24 h postoperativ angefertigten Thoraxröntgenbilder zeigten einmal eine Lappenatelektase und in mehreren Fällen Dystelektasen des Lungenparenchyms als mögliche Operationsfolgen. Prinzipiell hat sich die postoperative Betreuung deshalb nicht von derjenigen nach offenen thoraxchirurgischen Standardeingriffen zu unterscheiden. Hingegen fehlt dem Patienten der „offensichtliche Beweis" eines an ihm durchgeführten operativen Eingriffes: die Thorakotomiewunde. Um so mehr bedarf es deshalb eines klärenden Gesprächs vor der Operation, welches zur aktiven Mitarbeit in der postoperativen Phase ermuntert und anleitet. Intensive Atem- und Physiotherapie und die konsequente Mobilisation ab dem Operationstag stellen Eckpfeiler der postoperativen Nachsorge dar.

Ob der Patient postoperativ in eine Aufwacheinheit verlegt werden soll, ist aufgrund unserer bisherigen Erfahrung weniger vom durchgeführten thorakoskopischen Eingriff als von der üblichen Routine des jeweiligen Krankenhauses abhängig. Wir verlegen in der Regel unsere Patienten postoperativ zurück in ihre Abteilung. Ausnahmen bilden kachektische Patienten mit malignem Erguß nach durchgeführter Pleurodese, sowie Operierte, welche aus sozialen oder psychologischen Indikationen (z.B. Suchtkranke) für 24–48 h auf unsere klinikinterne Überwachungsstation gebracht werden.

Die postoperative Routineüberwachung während der ersten Stunden wird entsprechend den in Tabelle 5 aufgeführten Parametern durchgeführt. Die Thoraxdrainagen sollten prinzipiell nicht abgeklemmt werden. Sie verlieren damit ihren Sinn und erwecken zudem falsche Sicherheit: Bei unklarer Symptomatik wird bei liegender Drainage differentialdiagnostisch kaum an die Entwicklung eines Spannungs- oder Hämatothorax gedacht. Zu Art und Zeitpunkt der Drainageentferung s. Abschn. 3.7.

Die Mehrzahl der Patienten leidet nach Abklingen der Anästhesie in den ersten postoperativen Stunden an Schmerzen auf der endoskopierten Thoraxseite. Sind diese im Bereich der Inzisionen lokalisiert, können sie auf traumatisiertes Rippenperiost zurückgeführt werden. Beschwerden dieser Art werden jedoch selten geschildert. Viel häufiger wird ein unbestimmter Schmerz in der Schulterregion beschrieben, und zwar unabhängig vom durchgeführten Eingriff. Möglicherweise ist er als Ausdruck der diffusen pleuralen Reizung durch den Eingriff selbst zu vestehen oder durch das verwendete CO_2 verursacht. Letzteres wird auch nach laparoskopischen Eingriffen beschrieben, wenn ein entsprechen-

---

Tabelle 5. Postoperative Überwachung (nach allen Anästhesieformen. Bei unproblematischem Verlauf zwischen 3 und 6 h)

Kontinuierliche Kontrolle
  – Elektrokardiographie
  – Transkutane Messung der Sauerstoffsättigung (Biox)
Engmaschige Kontrolle von
  – Blutdruck
  – Atemfrequenz
  – Bewußtseinszustand
  – Funktionstüchtigkeit der Thoraxdrainagen
  – Gabe von 2–4 l Sauerstoff bis zur Normalisierung der O_2-Sättigung

Tabelle 6. Thorakoskopiebedingte Komplikationen

Komplikationen		Häufigkeit bei 251 eigenen Fällen n
Blutung	– Arteriell	3
	– Venös	1
Lungenparenchym	– Verletzung	5
	– persistierender Pneumothorax nach Biopsie (>24 h)	1
	– Atelektase	[a]
	– Pneumonie	1[a]
	– Interstitielles Expansionsödem	1
Luftemphysem	– Lokal subkutan	Häufig
	– Generalisiert	1[a]
	– Mediastinalemphysem	1[a]
Spannungspneumothorax		1
Infekt	– Pneumonie	2[a]
Hyp-Dysästhesie thorakal		1
Herzrhythmusstörungen	– Vasovagaler Reflex mit Bradykardie <40 m	1
Fieber postoperativ		20%
Schmerzen postoperativ		Häufig

[a] 1 Patient.

des Pneumoperitoneum angelegt wurde [141]. Mit zunehmender Liegedauer verursachen auch die Drainageschläuche lästige umschriebene Beschwerden, welche sich am besten durch eine zusätzliche distale Klebefixation des Drains an der Haut des Patienten lindern lassen. Zur optimalen Position muß man sich von den Instruktionen des Patienten leiten lassen.

In der umfangreichen thorakoskopischen Literatur finden sich zu postoperativen Schmerzen und deren Therapie nur spärliche Hinweise. Wir verabreichen als Schmerztherapie routinemäßig über 48 h Paracetamol, 2000 mg/24 h, sowie bei Bedarf Nicomorphin. Die benötigte Nicomorphinmenge betrug in unserem Patientengut durchschnittlich 11,5 mg/24 h. Dieser Wert ist unabhängig vom durchgeführten Eingriff an 50 Patienten ermittelt worden.

Der Zeitpunkt der Entlassung ist abhängig von der klinischen Befindlichkeit und dem sozialen Umfeld des Patienten. Sind die in Tabelle 6 aufgeführten Parameter über die ersten 8 h unauffällig und ist der Operierte zu Hause sicher aufgehoben, steht einer ambulanten oder Kurzhospitalisation nichts im Wege. Die Kontinuität der Nachbehandlung muß jedoch — je kürzer der Klinikaufenthalt, um so entscheidender — sichergestellt sein. Zudem sollte dem entlassenen Patienten eine Kontaktaufnahme mit den Ärzten, welche im Krankenhaus seine Behandlung durchgeführt hatten, jederzeit möglich sein.

4 Gefahren und Risiken der Methode

Im umfangreichen pneumologischen Schrifttum über diagnostische und interventionelle Thorakoskopie bestätigen große Kontrollserien die geringe Mortalität und Morbidität der Methode. Viskum [173] fand in über 8000 aufgearbeiteten Fällen nur einen Todesfall. In einer Literaturübersicht von Boutin et al. [19] betrug die Mortalitätsrate in über 4300 Fällen 0,09%. Dazu muß allerdings festgestellt werden, daß es sich überwiegend um konventionelle thorakoskopische Interventionen zur Biopsieentnahme oder zur Durchführung von Pleurodesen bei malignen Ergüssen und beim Spontanpneumothorax handelt. Diese Eingriffe werden meistens in Lokalanästhesie, kombiniert mit intravenöser Sedation, über eine, seltener über 2 Inzisionen durchgeführt.

Als Nebenwirkungen und Komplikationen im Rahmen der konventionellen Thorakoskopie wurde über Hämatothoraces [21, 125, 142, 172], Mediastinalemphyseme, subkutane Spannungsemphyseme sowie generalisierte Luftemphyseme [21, 166], Luftembolien [49, 172], Pleuraempyeme [21, 33, 38], Expansionslungenödeme [21], Verletzungen der Lunge [21] und tumoröse Kontamination der Inzisionsstelle [21, 33, 113, 114] berichtet. Daneben liegen Angaben über Herzrhythmusstörungen [48, 125], Hypotonien [38, 70], vasogale Reaktionen [172] sowie Hypoxämien [21, 125, 172] vor. Immer handelt es sich bei Mitteilungen schwerwiegender Komplikationen jedoch um Einzelfälle.

Vergleichbare Zahlen zu operativen thorakoskopischen Eingriffen gibt es unseres Wissens bis heute nicht. Aus dem Erfahrungsgut der laparoskopischen Chirurgie können nur mit Vorbehalt Rückschlüsse gezogen werden. Wichtig scheint der Hinweis auf irrtümliche Punktionen abdominaler Gefäße, wenn die Nadel zu grob und zu tief eingeführt wird [143]. Verletzungen der zarten Lungengefäße oder mediastinaler Venen sind auch im Thoraxraum vorstellbar.

In unserem Krankengut starb keiner der vom Januar 1990 bis April 1992 operierten 251 Patienten an unmittelbaren Thorakoskopiefolgen. Innerhalb von 30 Tagen starben 9 Patienten:

- 7 Malignompatienten starben nach thorakoskopischer Pleurodese an den Folgen ihres Grundleidens. Bei einem von ihnen war 18 Tage zuvor zusammen mit der Talkpleurodese eine tumorbedingte Lungenparenchymfistel erfolgreich verschlossen worden.
- Ein wegen eines zerfallenen Bronchuskarzinoms pneumonektomierter Patient starb an einem ARDS. Ein ventilationsbedingtes Barotrauma hatte zu einem Pneumothorax der Gegenseite bei ausgedehnten bullösen Veränderungen des gesamten verbliebenen Lungenflügels geführt, welcher thorakoskopisch nicht verschlossen werden konnte, da die Anlage eines suffizienten Pneumothorax nicht möglich war.
- 2 Tage nach Thorakoskopie starb ein Patient in einer akuten Aortendissektion. Autoptisch lag bei diesem Kranken keine Verletzung der Aorta oder der darüberliegenden Pleura parietalis durch thorakoskopische Instrumente vor. Ebenfalls konnte eine mögliche, durch Gasinsufflation bedingte Komplikation ausgeschlossen werden, da auf den Thoraxröntgenbildern, welche 24 h nach jedem Eingriff routinemäßig angefertigt werden, bei entfalteten Lungen kein Mediastinalemphysem und keine Aortaverbreiterung beobachtet werden konnte.

Die genaue Auflistung dieser Komplikationen (Tabelle 6) zeigt, daß die Mehrheit der klinisch relevanten Zwischenfälle operativ-technischer Natur war, die mit zunehmender Erfahrung vermeidbar werden. Es handelt sich dabei in erster Linie um *Blutungen* mit konsekutivem *Hämatothorax* sowie um *Lungenparenchymverletzungen* beim Einbringen des 1. Trokars. Die Trokarverletzungen der Lunge führten allerdings nicht zu nennenswerten Blutverlusten; diese waren in allen 3 Fällen von verletzten Interkostalgefäßen ausgegangen (Abb. 19).

Umschriebene subkutane *Hautemphyseme* werden v.a. bei Eingriffen in Lokalanästhesie durch

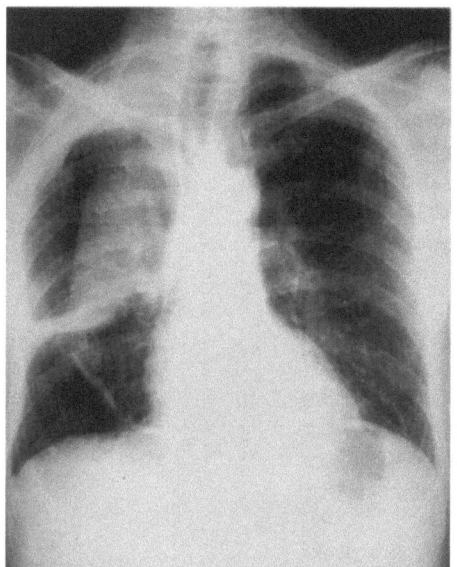 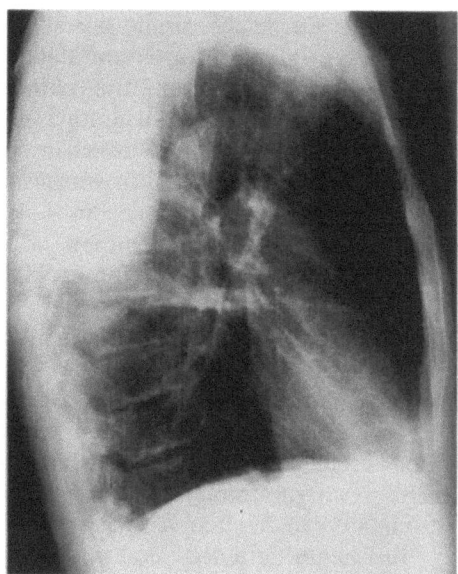

Abb. 19a, b. Hängender Hämatothorax dorsoapikal und in die Fissura transversa hineinreichend, nach thorakoskopischer Pleurektomie. **a** Posteroanteriorer Strahlengang, **b** seitlicher Strahlengang

vagal bedingte *Hustenattacken* mit explosiver Einsprengung von Gas oder Luft in die thorakalen Inzisionen ausgelöst. Sie sind nicht selten, jedoch harmlos. Das einzige *generalisisierte Luftemphysem* in unserer Serie entwickelte sich postoperativ. Die massive Ausdehnung unter Einbeziehung des Mediastinums verlangte zur Entlastung eine transkolläre Mediastinotomie und mehrfache subkutane Drainagen. Die bei diesem Malignompatienten ins abgekapselte Ergußbett gelegte Bülaudrainage hatte trotz rascher Progredienz des Emphysems nie Luft gefördert. Dies legt den Schluß nahe, daß beim Einführen eines Trokars konkav an der Thoraxwand klebendes atelektatisches Lungenparenchym penetriert worden war. Das so entstandene Leck mußte im Anschluß an den Eingriff zum Luftaustritt entlang der Thoraxinnenwand nach mediastinal und durch die Inzision subkutan geführt werden.

Bei einem Patienten entwickelte sich 14 Tage nach ausgedehnter Resektion von bullös verändertem Lungengewebe ein Spannungspneumothorax, welcher mittels Mathys-Drainage notfallmäßig behandelt werden mußte.

Im Falle eines vom Patienten über 1 Monat verschleppten Spontanpneumothorax mit Totalkollaps der Lunge führte die rasche thorakoskopische Evakuation des Pneumothorax und dadurch die Entfaltung der völlig verklebten Lunge zum klinisch irrelevanten, radiologisch jedoch deutlich sichtbaren interstitiellen *Lungenödem* im Bereich des rechten Mittellappens. Bei einer Patientin wurde anläßlich einer thorakalen Sympathektomie der 4. Interkostalnerv verletzt, was zu unangenehmen *radikulären Hyp- und Dysästhesien* im betroffenen Hautareal führte (vgl. Abschn. 14).

Als bei einem jungen Patienten mit Spontanpneumothorax in Lokalanästhesie wegen thorakoskopisch unauffälliger Lunge die Brusthöhle zwecks Lecksuche mit 2 l Ringerlösung gefüllt wurde, trat ohne zusätzliche Manipulation eine vom Kranken nicht wahrgenommene *Sinusbradykardie* unter 40 min auf, welche über 4 min persistierte.

Bei vielen Patienten sind in den ersten 48 h postoperativ *febrile Temperaturen* ohne klinisches Korrelat zu registrieren [20, 23, 70]. In unserem Kollektiv betraf dies 21% der Thorakoskopierten. Die Suche nach einer lokalen Wundinfektion oder einem postthorakoskopischen Pleuraempyem verlief jeweils ergebnislos.

5 Thromboseprophylaxe und Antibiotikaschutz

5.1 Thromboseprophylaxe

Sind keine speziellen Risiken oder Indikationen zu berücksichtigen, gelangen bei Patienten, welche in Intubationsnarkose thorakoskopiert werden, für die Thromboseprophylaxe unsere Richtlinien aus der offenen Thoraxchirurgie zu Anwendung. Diesen Patienten werden perioperativ subkutan niedermolekulare Heparine verabreicht. Präoperativ werden die Patienten physiotherapeutisch durch Übungen angewiesen, ihre Wadenpumpe einzusetzen und die unteren Extremitäten systematisch durchzubewegen. Die postoperative Mobilisation des Patienten setzt am Operationstag ein. Bei der Durchführung von Thorakoskopien in Lokalanästhesie verzichten wir auf eine spezielle Prophylaxe. Bis heute haben wir postoperativ keine klinisch manifesten Beinvenenthrombosen festgestellt. Ebenfalls ereigneten sich keine klinisch faßbaren Lungenembolien.

5.2 Antibiotikaschutz

35 Patienten standen bei der Zuweisung zur Thorakoskopie aus verschiedenen therapeutischen Gründen unter antibiotischer Therapie.

Als Prävention führen wir in der Regel keine Antibiotikaprophylaxe durch. Ausnahmen bilden Patienten (n = 28), die unter immunsuppressiver Therapie stehen, die an einer Erkrankung des Immunsystems oder an einer exazerbierten chronischen Bronchitis leiden, sowie Patienten, die zur Resektion von bullösem Gewebe bei ausgedehntem Lungenemphysem thorakoskopiert werden. Sie erhalten perioperativ eine Einmaldosis eines Cephalosporins der zweiten Generation. Bis heute haben wir mit diesem Vorgehen postoperativ weder Infekte im Bereich der Einstichstellen noch infektiöse Pleuritiden oder gar Empyeme provoziert. Eine Patientin schilderte uns später, daß postoperativ eine schmerzende flächenhafte Hautrötung im Bereich des operierten Hemithorax ohne febrile Mitbeteiligung aufgetreten ist, welche vom Hausarzt antibiotisch behandelt worden ist.

6 Voraussetzungen zur Durchführung der chirurgischen Thorakoskopie

Patient, Arzt und Klinik müssen gewissen Auflagen erfüllen, damit eine operative Thorkoskopie unter vertretbaren Risiken durchgeführt werden kann.

Patient
Eine Thorakoskopie ist bei einer vollständigen, histologisch organisierten Obliteration des Pleuraraumes unmöglich. Vor der Durchführung operativer Thorakoskopien sind eine globale respiratorische Insuffizienz, unbehandelte schwere Herzrhythmusstörungen, ein Zustand nach frischem Herzinfarkt und Blutgerinnungsstörungen mit einem Quick-Wert unter 40% sowie einer Thrombozytenzahl unter 40000 mm^3 auszuschließen. Für Eingriffe am intubierten Patienten muß Narkosefähigkeit bestehen. Mit entsprechender Vorsicht und Erfahrung dürfen umschriebene diagnostische oder interventionelle Thorakoskopien allerdings auch am nicht intubationsfähigen Patienten vorgenommen werden, wenn dieser aus dem Eingriff entscheidenden Nutzen hat (beispielsweise eine Talkpleurodese zur Behandlung eines malignen Ergusses).

Arzt
Wer eine Thorakoskopie vornehmen will, muß eine entsprechende pneumologische oder chirurgische Ausbildung besitzen. Es ist empfehlenswert, die Durchführung endoskopischer Eingriffe in Kursen und Lernveranstaltungen zu erproben und zu trainieren. Zur Schulung der diagnostischen Fertigkeiten ist es zudem auch für den an minimal invasiver Chirurgie Interessierten empfehlenswert, von der reichen Erfahrung thorakoskopisch tätiger Pneumologen zu lernen. Umfangreiches Schrifttum und vorzügliche Bücher und Atlanten stehen zur Verfügung [21, 26, 27, 169].

Infrastruktur

Während für die diagnostische und interventionelle Thorakoskopie ein Zurückgreifen auf offene chirurgische Techniken mindestens auf Abruf möglich sein muß, ist ihre sofortige Verfügbarkeit zur Durchführung minimal invasiver Eingriffe Voraussetzung. Die dafür benötigte Infrastruktur muß das Umsteigen auf ein offenes chirurgisches Vorgehen jederzeit rasch und in vollem Umfang gewährleisten. Ebenfalls müssen in den Krankenzimmern in der jeweiligen Abteilung Vakuum- und Sauerstoffanschlüsse verfügbar sein.

7 Art und Einsatz der Dokumentationsmöglichkeiten

Dank elektronischer Übertragungs- und Speicherungsmöglichkeiten sind der Dokumentation endoskopischer Befunde und operativer Abläufe kaum mehr Grenzen gesetzt. Videorecorder erlauben die Dokumentation des Operationsablaufes auf Band. Bei Unklarheiten kann dieses zur Kontrolle herangezogen und ausgewertet werden. Verschiedene Arten von Videoprintern gestatten die Abbildung zentraler pathologischer Befunde, interessanter anatomischer Varianten oder Operationsschritte. Die postoperative Information der beteiligten Ärzte und des Patienten wird dadurch vereinfacht und objektiviert. Dem Operationsprotokoll beigefügte Bilddokumente präzisieren die Krankengeschichte. In der Lehre konkretisieren und unterlegen Dias, Photos und Videobänder das Gesprochene.

Trotz der Bilddokumentation bleibt der Operationsbericht das persönliche Zeugnis des Operateurs. Zur optimalen Weitergabe der Information und für

Tabelle 7. Gliederung des Operationsberichtes

Diagnose
Durchgeführter Eingriff
Angewandte Anästhesie
Operationsdauer
Operationsindikation
Angewandte Thorakoskopietechnik
   (Beschreibung des technischen Ablaufes)
Thorakoskopische Befunde
   – Ergußmenge und Art
   – Pleuraraum: frei; Adhäsionen; Lokulationen
   – Pleura parietalis
   – Mediastinum
   – Diaphragma
   – Recussus
   – Lunge: Lappen, Fissuren
Postoperative Procedere

Art und Einsatz der Dokumentationsmöglichkeiten

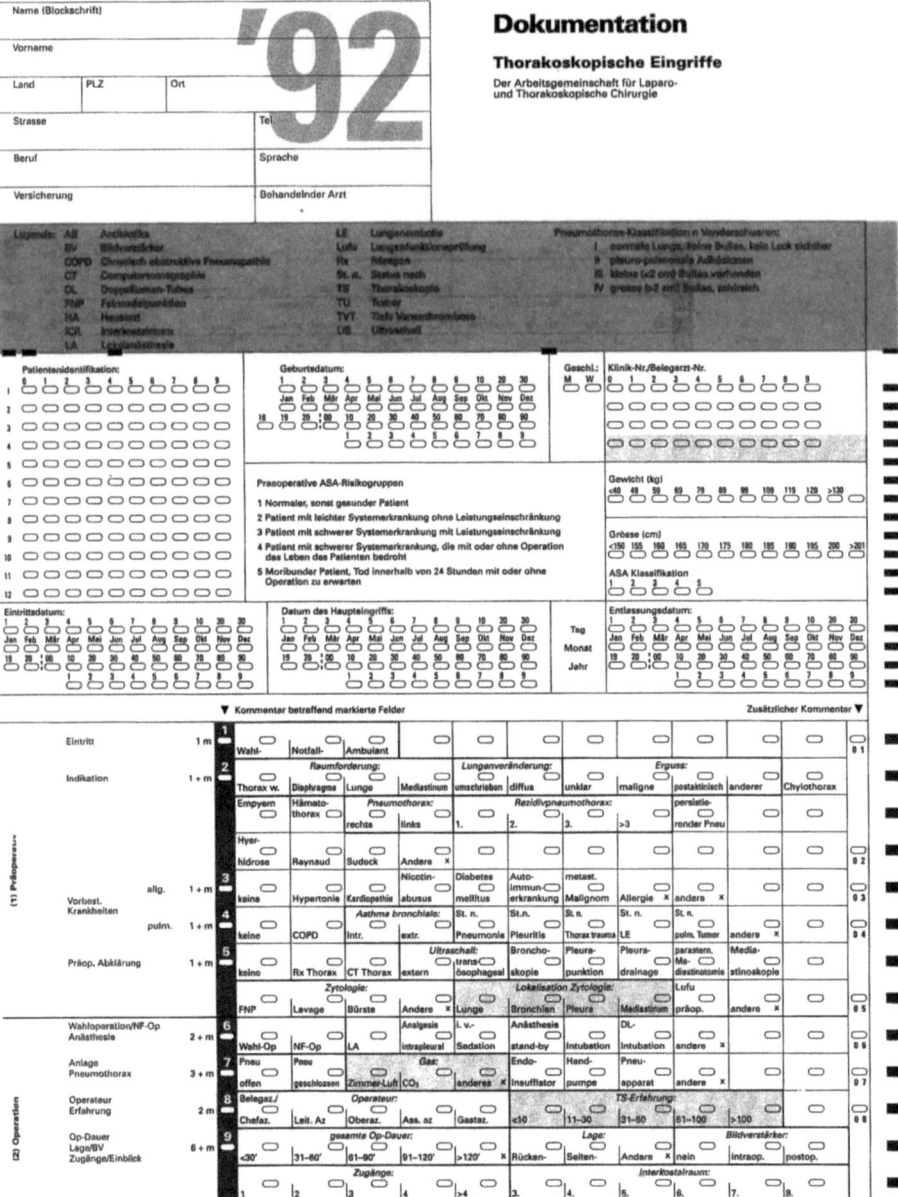

◀ **Abb. 20.** Dokumentationsbogen für Thorakoskopie, Vorderseite

ihre rasche Verfügbarkeit lohnt sich hier eine klare Gliederung. Bei uns hat sich die Einteilung bewährt, die in Tabelle 7 vorgestellt wird.

Der künftige Stellenwert der minimal invasiven Methode innerhalb der Thoraxchirurgie ist zur Zeit nicht absehbar. Dringend erforderlich ist deshalb eine Zusammenstellung möglicher Indikationen, die Kontrolle der operativen Techniken, das Suchen und Auflisten eingetretener Komplikationen sowie das Erarbeiten von Langzeitabläufen. Damit wird die Voraussetzung zu fruchtbaren Diskussionen und Vergleichen mit den herkömmlichen Verfahren geschaffen und eine Bewertung ermöglicht. Um diesem Ziel näher zu kommen, haben wir einen Computerfragebogen entworfen, der es gestattet, umfassende Patientendaten normiert zu gewinnen und zentral auszuwerten (Abb. 20). Die Schirmherrschaft dafür hat die Schweizerische Arbeitsgemeinschaft für laparo- und thorakoskopische Chirurgie übernommen. Das technische Know-how zu diesem Unterfangen wird uns dankenswerterweise von der Schweizerischen Arbeitsgemeinschaft für Osteosynthesefragen (AO) zur Verfügung gestellt, welche diese Art der Dokumentation zur steten Qualitätssicherung und Weiterentwicklung der operativen Frakturbehandlung seit vielen Jahren selbst erfolgreich durchführt.

B. Spezieller Teil

8 Einsatz der Thorakoskopie in der Diagnostik

8.1 Allgemeines

Durch die Möglichkeit der direkten Exploration des Thoraxraumes und seiner Strukturen sowie durch gezielte Biopsie-, Abstrich- und Ergußgewinnung und die nachfolgende histologische, zytologische, mikrobiologische, immunologische und chemische Analyse bildet die Thorakoskopie eine wertvolle Ergänzung im diagnostischen Arsenal des pneumologisch tätigen Arztes [41, 115, 174]. Die häufigsten Indikationen und die erzielten Resultate sind Tabelle 8 zu entnehmen. Zusätzlich zu den aufgeführten diagnostischen Thorakoskopien wurde bei 6 Patienten im Rahmen des onkologischen Stagings bei histologisch verifiziertem Bronchuskarzinom im Anschluß an die thorakoskopische Präparation eines suspekten Lymphknotens aortopulmonal (N2) geplant eine Minithorakotomie zur Überprüfung der thorakoskopischen Befunddarstellung vorgenommen.

Tabelle 8. Indikationen und Resultate bei der diagnostischen Thorakoskopie

Indikation	Patienten (n)	Diagnosesicherung
Diffuses malignes Mesotheliom	11	11/11
Tumor		
– Pleural (maligne/benigne: 13/8)	21	21/21
– Mediastinal (maligne/benigne: 3/5)	8	7/8[a]
Lungenbefund		
– Umschrieben (maligne/benigne: 5/8)	13	9/13[b]
– Diffus (maligne/benigne: 1/10)	11	11/11
Ungeklärter chronischer Erguß (maligne/benigne: 2/6)	8	8/8

[a] Thorakotomie in der gleichen Narkose wegen nicht konklusiven Schnellschnittes (Perikardzyste).
[b] Bei 2 Patienten Thorakotomie in der gleichen Narkose wegen nicht konklusiven Schnellschnittes (1mal alte vernarbte Kugelatelektase subpleural, 1mal alte fibröse intraparenchymatöse Narbe).

Welche Stelle die Thorakoskopie bei den Abklärungsmethoden einnimmt, kann nicht allgemeingültig festgelegt werden. Als Richtlinie darf gelten, daß sie zur diagnostischen Abklärung immer dann indiziert ist, wenn bildgebende Verfahren sowie untersuchte Feinnadel- und/oder Ergußpunktate nicht zur konklusiven Diagnose geführt haben. Das heute zur Verfügung stehende thorakoskopische Instrumentarium gestattet die Entnahme beliebig großer Biopsien. Dadurch kann sie in vielen Fällen die diagnostische Thorakotomie ersetzen, zumal die Übersicht mit Hilfe der Endoskopie im Thoraxraum derart vollständig ist, wie sie nur mit einer ausgedehnten Thorakotomie zu erreichen wäre.

8.2 Operatives Vorgehen

Lagerung, Anästhesieverfahren, Pneumothoraxanlage und Einrichtung der Zugänge werden entsprechend den Beschreibungen in den vorangehenden Kapiteln durchgeführt. Die Einsicht auf alle intrathorakalen Strukturen ist für eine aussagekräftige Diagnostik entscheidend und zu fordern. Adhäsionen sollen deshalb mit entsprechender Vorsicht durchtrennt werden. Erst anschließend werden pathologische und unklare Befunde gesucht und biopsiert.

Biopsie mittels Ligatur (Abb. 21a)
Peripher gelegene Tumoren und alterierte Lungenbezirke können mit der Parenchymfaßzange gefaßt,

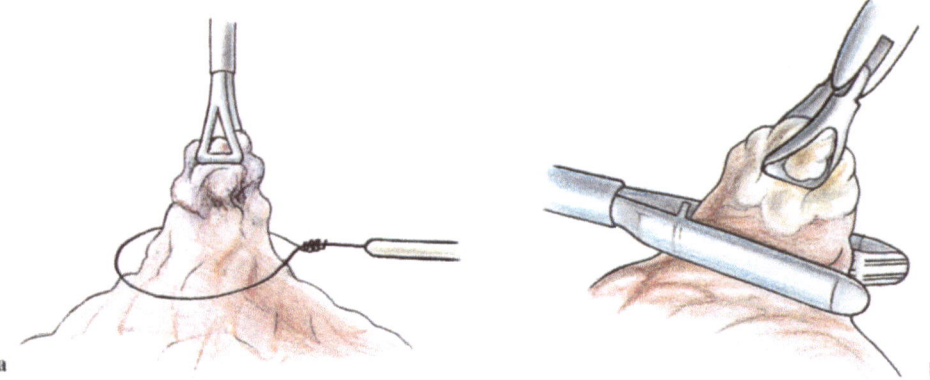

Abb. 21a, b. Lungenbiopsie **a** mittels Ligatur, **b** mittels Klammernahtgerät

durch eine Röder-Schlinge (Chromcatgut 00!) gezogen und mittels Ligatur vom Lungenparenchym luftdicht und blutfrei abgetrennt werden (Abb. 22a−c). Der Befund wird distalwärts der Ligatur in ausreichendem Abstand (3−5 mm) mit der Schere durchtrennt. Liegt die Ligatur nicht eindeutig peripher wie z.B. in der Lingula oder in Segment 5 des linken Unterlappens, sollte sie mit Hilfe eines schnellwirkenden Fibrinklebers (1 ml, Tissucol) abgedeckt werden. Hierbei ist darauf zu achten, daß die Fibrinkleberschicht nur sehr dünn aufzutragen ist, da sie sonst ohne Hafteffekt spätestens bei der Entfaltung des Lungenlappens abrutscht [152].

Besteht Malignitätsverdacht, hat die Evakuation der Biopsie in einem Plastiksack zu erfolgen (Abb. 23). Proben atelaktatischen Lungengewebes bis zu einem Durchmesser von ungefähr 2,5 cm können nach Entfernen der Trokarhülse ohne Schwierigkeiten durch die Miniinzision entnommen werden: Die Interkostalmuskulatur wird auseinandergedrängt, und die Haut besitzt genügend Elastizität zur Dehnung. Für größere Biopsien sollte die Interkostalmuskulatur mit der Schere leicht gespreizt und der Hautschnitt auf 2−2,5 cm erweitert werden.

Biopsie mittels Klammernahtgerät (Abb. 21b)
Sind Parenchymentnahmen größeren Durchmessers erwünscht, muß die kostengünstige Ligatur durch das Endo-GIA-Klammergerät (Autosure) ersetzt werden. Zur Technik der damit durchführbaren Lungenkeilresektion s. Abschn. 9. Für die Entnahme des Resektates gelten die oben beschriebenen Punkte.

Biopsiegewinnung mittels scharfer Präparation (Abb. 24a, b)
Liegt die Lungenpathologie derart, daß die Durchführung einer Biopsie mit Hilfe der Ligatur oder der Keilresektion technisch schlecht zu bewerkstelligen ist, kann das ausgewählte Gewebe mit der Parenchymfaßzange angehoben und anschließend mit der Schere scharf ausgeschnitten werden. Dabei ist allerdings darauf zu achten, daß nicht allzu sehr in die Tiefe des Parenchyms präpariert wird um Verletzungen größerer Lungengefäße zu vermeiden. Aus demselben Grunde sind Biopsien im Fissurbereich gefährlich. Um ein persistierendes Lungenleck zu

a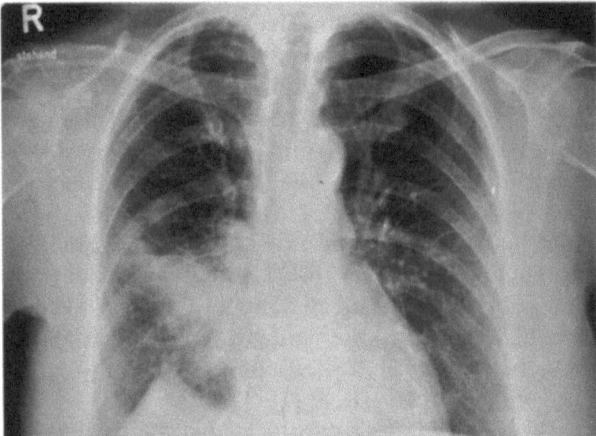
b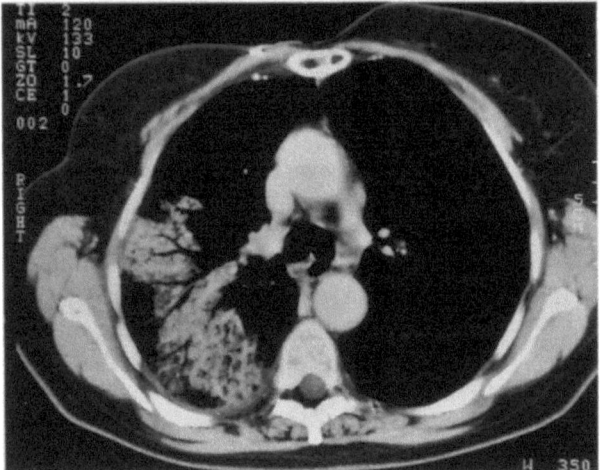

Abb. 22. a Thoraxröntgenbild: Atelektatischer Mittellappen und Lungeninfiltration ungeklärter Ursache. **b** Computertomographischer Schnitt. **c** Endobild: Teile des atelektatischen Mittellappens werden mittels Röder-Schlinge ligiert und zur Biopsie vorbereitet.
d, e Entnahme der Biopsie aus dem Mittellappen. Die histologische Untersuchung ergab die Diagnose eines szirrhös wachsenden Adenokarzinoms der Mamma, welches zu einer chronischen interstitionellen und alveolären Pneumonie geführt hatte. Feinnadelbiopsien hatten wiederholt zu keinem konklusiven Ergebnis geführt

Abb. 23. Modell eines Plastiksackes zur Entfernung von Resektaten (Ethicon)

verhüten, unterspritzen wir die entstandene Resektionsfläche vorsichtig mit 1–2 ml schnellwirkendem Fibrinkleber (Abb. 24). Die dazu verwendete Kanüle mit geschliffener Spitze muß unmittelbar nach ihrem Gebrauch kräftig mit Ringerlösung durchgespült werden, um eine irreversible Verlegung des Lumens durch eingetrockneten Fibrinkleber zu verhindern.

Jede Biopsie wird durch Spülung der Entnahmestelle und Blutstillungskontrolle abgeschlossen. Oberflächliche Blutungen werden mit der Minifaßzange gezielt koaguliert.

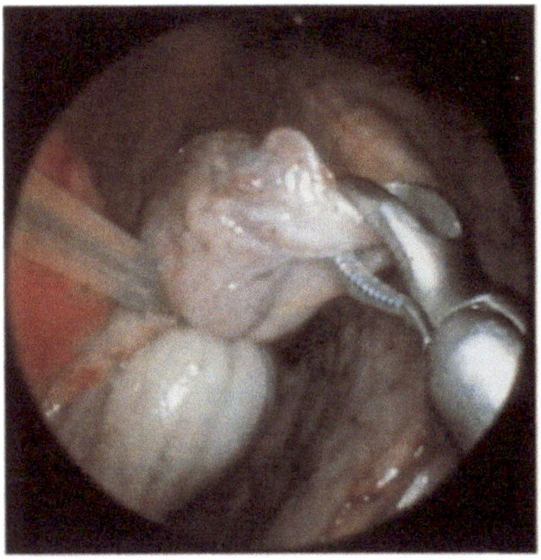

Operatives Vorgehen

22c

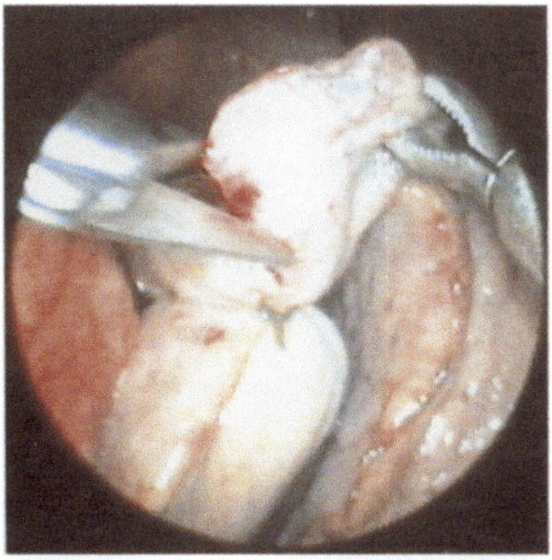

d

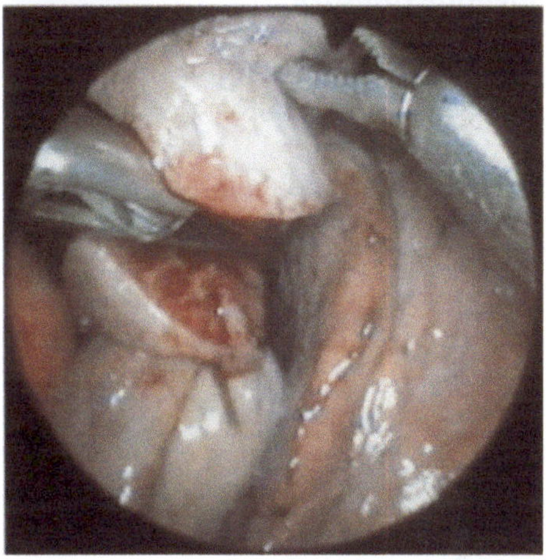

e

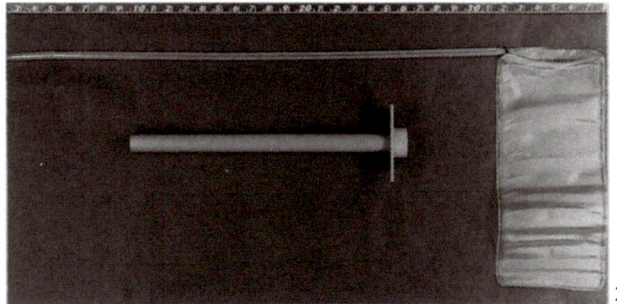

23

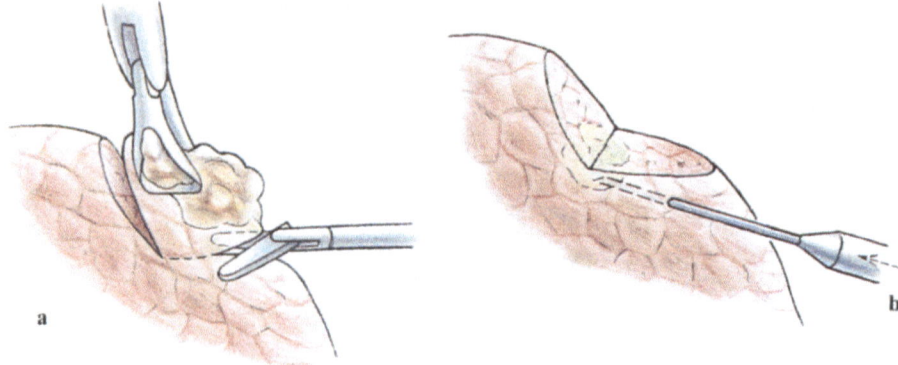

Abb. 24. a Lungenbiopsie mit der Schere. **b** Versiegelung der Biopsiefläche durch Unterspritzung des Parenchyms mit Fibrinkleber (schnellwirkende Komponenten)

Pleurale Biopsien
Diese können als umschriebene Entnahmen in mehreren Stücken mit Hilfe der monopolaren Biopsiezange gefaßt und durch Koagulation nach der Technik von Boutin et al. [21] entnommen werden, oder sie werden flächenhaft mit der Koagulationssonde inzidiert und in der avaskulären Schicht auf der Fascia endothoracica mit Hilfe des Dissektors präpariert und reseziert. Die chirurgische Technik entspricht dabei derjenigen der parietalen Pleurektomie (s. Abschn. 9).

Intrathorakale Tumoren und Zysten (s. Abschn. 15)

Mediastinale Biopsien
Liegen klar umschriebene, oberflächliche Befunde vor, wird als erstes die darüber liegende Pleura mediastinalis mit der Koagulationssonde eröffnet. Anschließend wird je nach Gewebekonsistenz mit der Schere, dem Dissektor (zerfallenes Gewebe) oder einer Faßzange genügend Material, möglichst ohne zu quetschen, entnommen. Die Blutstillung erfolgt durch gezielte Koagulation mit der Minifaßzange. Unter gleichzeitiger Spülung des Operationsfeldes gelingt dies auch bei diffus blutenden Entnahmestellen, z.B. bei Lymphomen.

Mediastinale Lymphknoten im aortopulmonalen Fenster haben wir bis jetzt beim Bronchuskarzinom im Rahmen eines Tumorstagings (TNM) mit der Frage nach N2-Befall bei 5 Patienten thorakoskopisch dargestellt. Die Verifizierung der endoskopischen Präparation und die anschließende Biopsieentnahme geschah jeweils geplant über eine parasternale Thorakotomie. Die endoskopische mediastinale Lymphknotendissektion wird von uns als Stagingverfahren in Analogie zur Mediastinoskopie derzeit evaluiert.

Die diagnostische Thorakoskopie wird nach üblicher Art beendet. Nach Biopsien sollten keine Drainagen mit einem kleineren Durchmesser als 24 Charr. verwendet werden, da Blutreste und Exsudate sie verstopfen können.

8.3 Eigene Erfahrungen

Bislang führten wir 72mal allein oder in Verbindung mit therapeutischen Eingriffen größere Biopsien durch. 2mal mußte die Thorakoskopie wegen Obliteration des Pleuraraumes abgebrochen werden (2,94%). Bei 3 Patienten einschließlich diejenigen mit Obliteration konnte keine Diagnose, weitere 3mal im intraoperativen Schnellschnitt keine konklusive Beurteilung bezüglich Malignität abgegeben werden (8,82%). In diesen Fällen wurde der Eingriff durch eine Thorakotomie beendigt, welche jeweils zur Diagnose führte.

7mal wurde die Thorakoskopie zum Ausschluß eines T4-Stadiums im Rahmen des TNM-Systems eingesetzt. Sie diente der Suche nach einer pleuralen Tumoraussaat oder zur Diagnosesicherung verdächtiger intrapulmonaler Befunde, welche einer Feinnadelpunktion nicht zugänglich waren (vgl. Abschn. 15). Bei ungefähr 20–25% der Patienten mit Bronchuskarzinom ist eine Diagnosesicherung trotz der vielfältig vorhandenen Möglichkeiten (Needle biopsy transbronchial, perkutan etc.) ohne offene Biopsie durch eine Thorakotomie nicht möglich [157]. Die Thorakoskopie kann hier als wenig invasives Verfahren eingesetzt werden. Als Illustration dazu seien szirrhös wachsende Lungenmetastasen bei einer Patientin mit einem 3 Jahre vorher operierten Mammakarzinom angeführt, welche bronchoskopisch und mittels Feinnadelbiopsien nicht nachgewiesen werden konnten (Abb. 22a–c).

Bei den 64 Patienten, welche ausschließlich zu diagnostischen Zwecken thorakoskopiert worden waren, wurde die Drainage üblicherweise am 1. postoperativen Tag gezogen. Die Drainagedauer betrug durchschnittlich 40h (0−130h). Die Aufschlüsselung der postoperativen Hospitalisationszeit ist nicht sinnvoll, da viele dieser Patienten im Rahmen größerer Abklärungen thorakoskopiert worden sind und postoperativ deshalb noch längere Zeit in der Klinik blieben.

8.4 Mögliche Komplikationen

Über Komplikationen der operativen Thorakoskopie gibt Abschn. 4 Auskunft. Im Rahmen diagnostischer Eingriffe verzeichneten wir eine Komplikation. Ein 35jähriger Patient mit persistierenden pleuritischen Beschwerden und einer radiologisch nachweisbaren pulmonalen Verschattung basal rechts, bei welchem thorakoskopisch ein in Organisation begriffener älterer Lungeninfarkt nachgewiesen werden konnte, entwickelte postoperativ einen hängenden Hämatothorax, welcher durch eine Minithorakotomie in Lokalanästhesie entleert wurde.

8.5 Andere Thorakoskopiemethoden

Außer der seit Jahrzehnten durch pneumologische Thorakoskopieschulen [11, 21, 23, 25, 150, 161, 162] etablierten Technik mit starren Thorakoskopen über einen (sog. Operationsthorakoskop) oder 2 Zugänge, wurden v.a. von Chirurgen auch Methoden unter Verwendung eines Mediastinoskops [39, 101, 110, 123, 183] entwickelt. In der Zwischenzeit hat die Videothorakoskopie auch bei den Pneumologen die diagnostische Thorakoskopie ergänzt [21].

Wie oben angeführt, eignet sich die thorakoskopische Technik auch zur präoperativen onkologischen Beurteilung bei Vorliegen eines Bronchuskarzinoms, wenn die Beziehung des Primärtumors zur Umgebung trotz bildgebender Verfahren unklar bleibt, ein zytologisch ungeklärter Begleiterguß mit Verdacht auf pleurale Aussaat vorliegt oder keine konklusive Diagnose gestellt werden kann. Berichte über den diesbezüglichen Einsatz der Methode häufen sich, nachdem bereits Brandt und Loddenkemper auf diese Möglichkeiten hingewiesen haben [7, 14, 22, 26, 31–33, 50, 109, 156, 176, 186]. Die Verwendung der Videotechnik mit ihrer Möglichkeit zur unkomplizierten Dokumentation erfüllt hier eine wertvolle Funktion.

Mit der thorakoskopischen Mesotheliomdiagnostik und endoskopischen Therapiekonzepten setzen sich Boutin et al. [21] eingehend auseinander.

9 Spontanpneumothorax

9.1 Allgemeines

Ein Pneumothorax wird definiert als Lufteintritt in den Pleuraraum, ausgelöst durch ein Leck in der Pleura visceralis oder parietalis. Beim Spontanpneumothorax liegt eine Diskontinuität des viszeralen Pleurablattes vor. Als idiopathisch (primär) wird er bezeichnet, wenn das Ereignis ohne klinisch erkennbare Krankheitsursache auftritt. Als mögliche Ätiologie werden u.a. elastische Faserdefizite des Stützgewebes [8] oder ein Mißverhältnis zwischen Wachstumsgeschwindigkeit des Lungenparenchyms und des Blutgefäßsystems [187] diskutiert. Junge Männer werden bevorzugt betroffen. Körperliche Anstrengung als Ursache für den Einriß der viszeralen Pleura ließ sich bis heute nicht eindeutig nachweisen. Auch in unserem Krankengut der Jahre 1980–1990 konnte bei 178 Patienten nur in 5% anamnestisch eine forcierte körperliche Tätigkeit als mögliches auslösendes Ereignis gefunden werden. Bei der symptomatischen (sekundären) Form tritt der Spontanpneumothorax im Gefolge verschiedener Lungenerkrankungen, wie chronisch obstruktiver Pneumopathie, Asthma bronchiale, Bronchiektasen, Mukoviszidose usw., auf.

Als allgemeingültige Behandlungsstrategie des Erstereignisses gilt die einfache Drainagebehandlung. Bei Persistenz wird entweder eine chemische Pleurodese mit verschiedenen Agenzien – Tetracycline [120], Talk [64], Fibrin [73] u.a. – durch die liegende Drainage oder unter thorakoskopischer Sicht instilliert oder die operative Sanierung empfohlen [40, 56, 57]. Die klassische chirurgische Therapie des komplizierten (persistierenden oder rezidivierenden Spontanpneumothorax) besteht bei ausgedehnten Parenchymalterationen in der Leck- bzw. Bullaresektion, verbunden mit der parietalen Pleurektomie [28, 40]. Als erfolgversprechende Alternativen wer-

Abb. 25. Algorhythmus zur Behandlung des Spontanpneumothorax. [84]

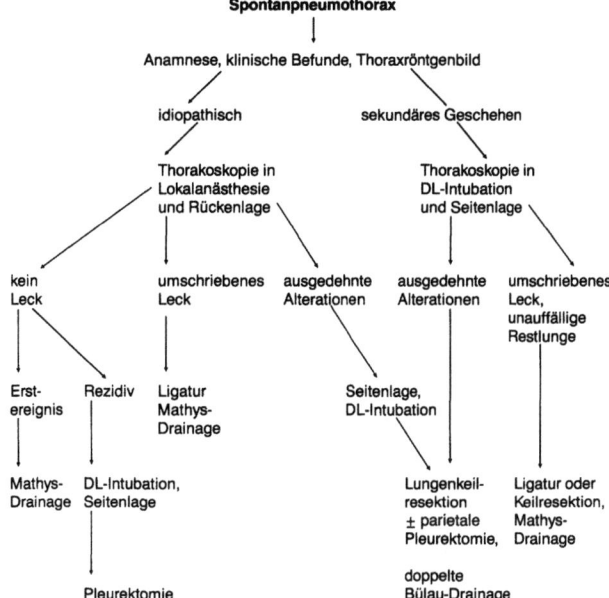

den die isolierte offene Bullaresektion [102] oder bei Bullae bis 2 cm Durchmesser die thorakoskopische Behandlung der Bulla mittels Koagulation [177] oder Nd-Yag-Laser [164], sowie die Talkpoudrage [64] beschrieben.

Die minimal invasive Operationstechnik ermöglicht es, den Spontanpneumothorax in vollem Umfang thorakoskopisch zu behandeln. Entsprechend des in Abb. 25 vorgestellten Algorhythmus legen wir anläßlich der klinischen Erstbeurteilung das thorakoskopische Vorgehen fest.

9.2 Operatives Vorgehen

Bullaligatur [81, 82, 84] (Abb. 26)

Lassen Anamnese, klinische Befunde und Thoraxröntgenbilder mit hoher Wahrscheinlichkeit einen idiopathischen Spontanpneumothorax erwarten, beginnen wir den Eingriff in Rückenlage und Lokalanästhesie. Dem Eingriff hat ein Gespräch mit dem Patienten vorauszugehen, welches auch die Erlaubnis zur etwaigen Einleitung einer Allgemeinnarkose und zur technischen Ausweitung der Thorakoskopie

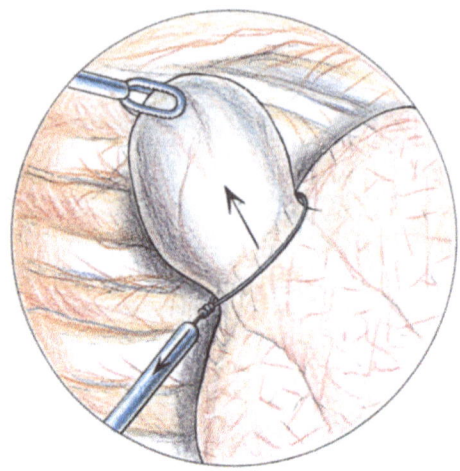

Abb. 26. Ligatur einer Bulla mittels Röder-Schlinge (Chrom-Catgut 00)

einschließen muß. Der Hinweis auf eine mögliche Thorakotomie als Folge unerwarteter Komplikationen darf nicht fehlen.

Rückenlage, lokale Infiltrationsanästhesie mit oder ohne i.v.-Sedation, 3 Standardzugänge. Nach Durchtrennen etwaiger Adhäsionen erfolgt als 1. Schritt die thorakoskopische Übersicht. Die pathologischen Veränderungen finden sich am häufigsten apikal, oft auch apikodorsal, seltener am Oberrand des Mittel- und Unterlappens. Andere Lokalisationen sind beim idiopathischen Spontanpneumothorax kaum zu erwarten. Umschriebene kleine Bläschen oder Bullae werden gefaßt und mit einer Röder-Chrom-Catgut-Schlinge (Stärke 00) an der Basis in einem gesunden Parenchymsaum ligiert. Ist die Lungenveränderung deutlich abgegrenzt und im Durchmesser nicht größer als ungefähr 4 cm, darf entsprechend unseren bisherigen Erfahrungen die kostengünstige Röder-Schlinge dem Klammernahtgerät ohne Bedenken vorgezogen werden. Auch mehrere, klar von einander abgesetzte Bläschen und Bullae können auf diesem Wege versorgt werden.

Findet sich kein Leck, soll der Patient zum Husten aufgefordert werden. Kollabierte Blasen entfalten sich meistens als erstes. Verhilft auch diese Maßnahme zu keinem Ergebnis, kann die „Wasserprobe" in einigen Fällen weiterhelfen (s. Abschn. 3.10). Vielversprechend scheint der Lecknachweis mittels präoperativer Fluoreszeininhalation zu sein, wie er von Boutin et al. angegeben wird [17]. Nach Durchführung einer einfachen Leckligatur genügt am Ende der Intervention die Einlage einer Mathys-Drainage (vgl. Abb. 13) durch die kaudalste Inzision. Sie dient der vollständigen Luftevakuation nach abgedichtetem Leck. Nach vorsichtiger Entfaltung der Lunge unter Sicht werden alle Trokarhülsen entfernt und die 2 restlichen Inzisionen mittels Einzelknopfnähten versorgt. Die sterilen Bedingungen am Operationstisch werden bis zur gesicherten Funktion des installierten Drainagesystems beibehalten (vgl. Abschn. 3.7). Bei regelrechter Installation sollte nach Entfaltung der Lunge keine Luft mehr in die Bülau-Flasche entweichen. Ist dies nicht der Fall, lohnt sich eine nochmalige endoskopische Kontrolle der Lunge.

Keilresektion [83, 84] (Abb. 27)

Liegen anläßlich einer Thorakoskopie in Lokalanästhesie ausgedehnte Veränderungen vor, die durch einfache Ligaturen nur unbefriedigend zu behandeln wären, oder die sich gegen das gesunde Parenchym der Umgebung nur unscharf abgrenzen lassen, wird eine Keilresektion der betroffenen Lungenabschnitte vorgenommen.

Seitenlage, Narkose in Doppellumenintubation: Die Standardzugänge liegen topographisch meistens günstig. Wurden präoperativ im Hinblick auf einen elektiven Eingriff radiologisch und/oder computertomographisch bullöse Veränderungen in basalen Antei-

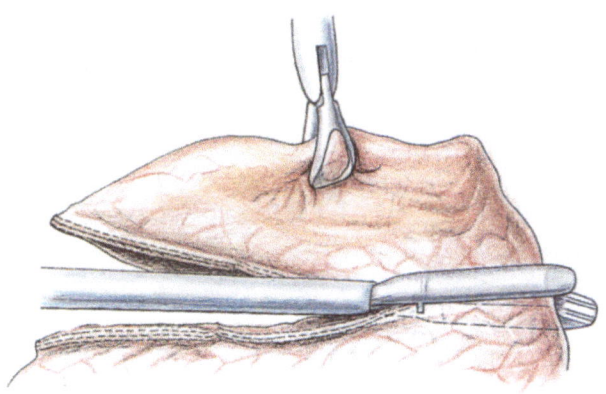

Abb. 27. Lungenkeilresektion mit dem Klammernahtgerät

Spontanpneumothorax

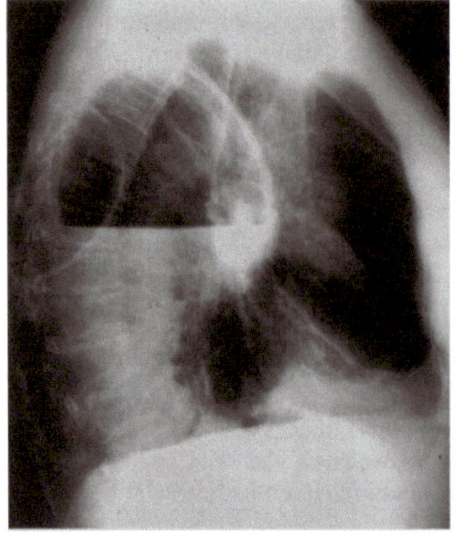

28

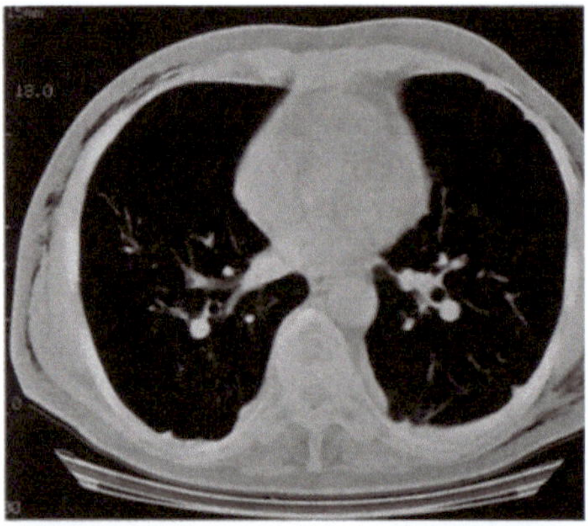

29a 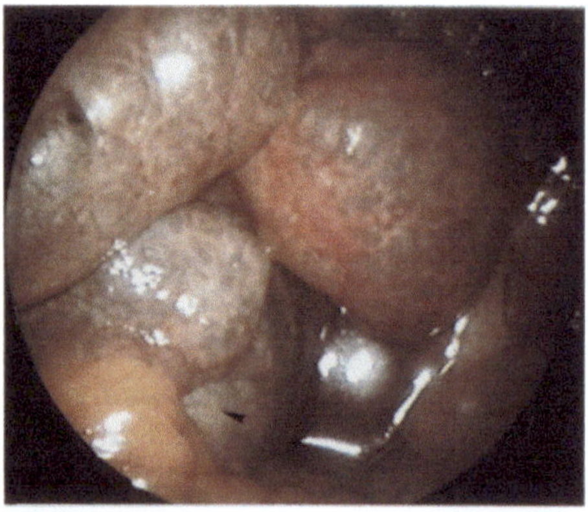 b

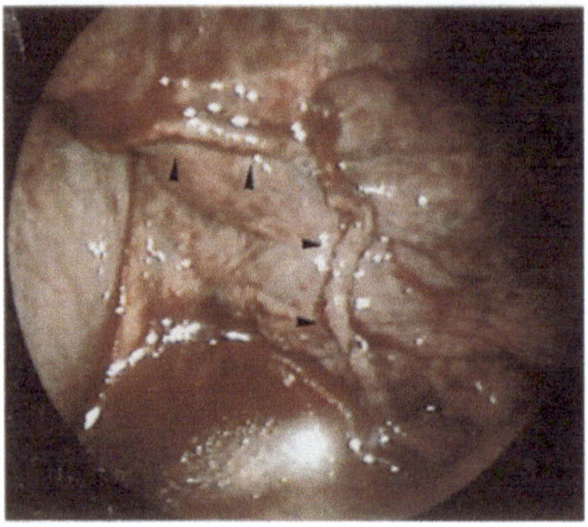

c 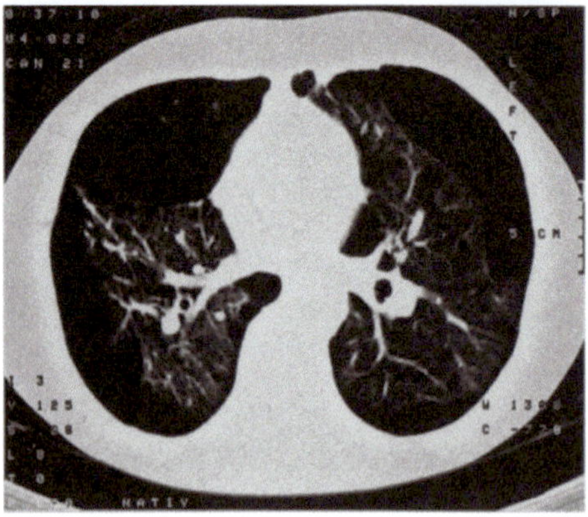 d

Operative Technik

◀ Abb. 28. Seitliche Röntgenaufnahme eines Patienten mit persistierendem sekundärem (Lungenemphysem) Pneumothorax bei infizierten Bullae nach Langzeitdrainage

Abb. 29. a Präoperative CT-Aufnahme eines Lungenempyhsems mit Lungenfibrose. **b** Intraoperativer Befund: Einsicht auf die linke Lungenbasis. Neben den Bullae ist mediastinales Fett *(gelb)* aus dem Bereich des Recessus phrenicomediastinalis und das Perikard *(Pfeil)* sichtbar. **c** Intraoperativer Befund nach thorakoskopischer Bullaresektion. Die Stapler-Nahtreihen *(Pfeile)* wurden mit Fibrinkleber zusätzlich abgedichtet. **d** 10 Tage postoperativ: CT-Schnitt auf identischer Höhe. *Links* ist es nach Resektion bullöser Lungenanteile zur Ausdehnung des Restparenchyms gekommen

len der Lunge lokalisiert, wie dies z.B. beim sekundären Pneumothorax im Rahmen eines bullösen Emphysems eintreffen kann, werden 1–2 der Inzisionen in entsprechend tiefere Interkostalräume verlagert oder zusätzlich angelegt, um den Situs ungehindert angehen zu können. Die Abb. 28 zeigt ein derartiges Beispiel in der präoperativen Röntgenaufnahme. Die Abb. 29 zeigt eine Sequenz mit Resektion bullöser Lungenanteile im Bereich der linken Lungenbasis.

Zur Ausführung der Keilresektion wird nach vorangegangener Exploration eine der 7-mm-Trokarhülsen durch die zum Klammernahtgerät gehörende 12-mm-Spezialhülse ersetzt. Um mögliche Verletzungen der Lunge und mediastinaler Strukturen mit dem kaliberstarken Spezialtrokar mit scharf geschliffener Spitze zu vermeiden, muß dieser mit größter Vorsicht und unter strikter endoskopischer Kontrolle eingeführt werden. Anschließend wird der Endo-GIA 30 eingeführt und geöffnet. Die zu resezierenden Lungenanteile werden mit der Parenchymfaßzange vorsichtig im Instrument plaziert. Die geplante Resektionslinie muß in gesundes Parenchymgewebe zu liegen kommen, um eine möglichst dichte Naht zu garantieren. Dazu soll das Parenchym vor dem Schließen des Staplers locker im Gerätekopf liegen. Nach durchgeführtem Naht-Schneide-Manöver wird das Endo-GIA vor seiner Entfernung vorsichtig geschlossen, um den unnötigen Verlust von Metallclips zu vermeiden. Für weitere Resektionsschritte kann das Gerät mit zusätzlichen Magazinen (blau) nachgeladen werden. Nicht vollständig durchtrennte Anteile der Pleura visceralis werden mit der Schere sorgfältig bis zum letzten Clip zerschnitten. Anschließend wird das Resektat durch die 12-mm-Inzision mit Hilfe der Parenchymfaßzange entfernt.

Die Nahtdichtigkeit kann mit Hilfe der Wasserprobe geprüft werden. Ist ein ausgeprägter Luftverlust zu finden, empfiehlt sich die Anlage einer zusätzlichen Klammernaht. Kleinere undichte Stellen können nach Absaugen der Flüssigkeit mit schnellklebenden Fibrinkomponenten abgedeckt werden (vgl. Abschn. 8). Der Eingriff wird mit der Einlage eines Bülau-Drains, welcher als Luftdrain ventroapikal plaziert wird, wie üblich beendet.

Parietale Pleurektomie [84, 85]

Läßt sich beim rezidivierenden oder persistierenden Pneumothorax kein Leck ausfindig machen, liegen ausgedehnte oder zum umgebenden Parenchym schlecht abgrenzbare bullöse Veränderungen vor, oder handelt es sich um einen Pneumothorax bei generalisierter Lungenerkrankung, wie z.B. der Mukoviszidose, ist die Durchführung einer parietalen Pleurektomie angezeigt.

Seitenlage, Doppellumenintubation. 3 Standardzugänge.

Nach durchgeführter Exploration des Thoraxraumes, eventuellem Leckverschluß durch eine Ligatur oder der Resektion größerer bullöser Veränderungen werden die Resektionslinien der geplanten Pleurektomie definiert (Abb. 30a). Ihre Begrenzung hängt von der Ausdehnung der alterierten Lungenanteile ab. Gewöhnlich betrifft es die apikalen Anteile des Lungenoberlappens, seltener den Oberrand des Mittel- und/oder Unterlappens. Die 5. Rippe ist deshalb als kaudale Begrenzung für eine suffiziente Pleurektomie meistens ausreichend. Damit bleiben die ventilatorisch entscheidenden basalen Lungenanteile unberührt. Longitudinal verläuft die Resektionsgrenze entlang des sympathischen Grenzstranges nach apikal bis auf Höhe der A. subclavia links bzw. dem Truncus brachiocephalicus rechts. Zur Vermeidung von Hitzeschäden am Truncus sympathicus durch die Koagulationssonde wird für die pleurale Inzision ein Abstand von 1 cm nach lateral eingehalten (Abb. 30b). Die Pleura wird mit der Parenchymfaßzange – bei zarter Konsistenz mit der Minifaßzange – angehoben und mit dem Dissektor in der avaskulären Schicht auf der Fascia endothoracica gelöst (Abb. 30c). Eine T-förmige Inzision auf Höhe der großen Gefäße (Abb. 30d) ermöglicht im Bereich der Thoraxapertur eine kontrollierte flügelartige Präparation unter Schonung der vorhandenen Gefäß- und Nervenstrukturen.

Das Pleurablatt kann anschließend leicht in 3 Teilen durch die Trokarhülse entnommen werden. Es sollte routinemäßig zur histologischen Aufarbeitung eingesandt werden. Einer sorgfältigen Blutstillung und Suche nach größeren Parenchymlecks folgt die Einlage eines Luft- und Flüssigkeitsdrains (24 und 28 Charr.) durch die vorhandenen Inzisionen. Zur opti-

Operative Technik

Abb. 30. a Ausdehnung der thorakoskopischen parietalen Pleurektomie und benachbarte anatomische Strukturen. **b** Inzision der Pleura mit dem Koagulationshaken. *Gelb* sympathischer Grenzstrang. **c** Ablösen der Pleura von der Fascia endothoracia. **d** Die T-förmige Inzision der Pleura auf Höhe der A. subclavia bzw. des Truncus brachiocephalicus ermöglicht eine flügelartige Präparation im Bereich der Thoraxapertur

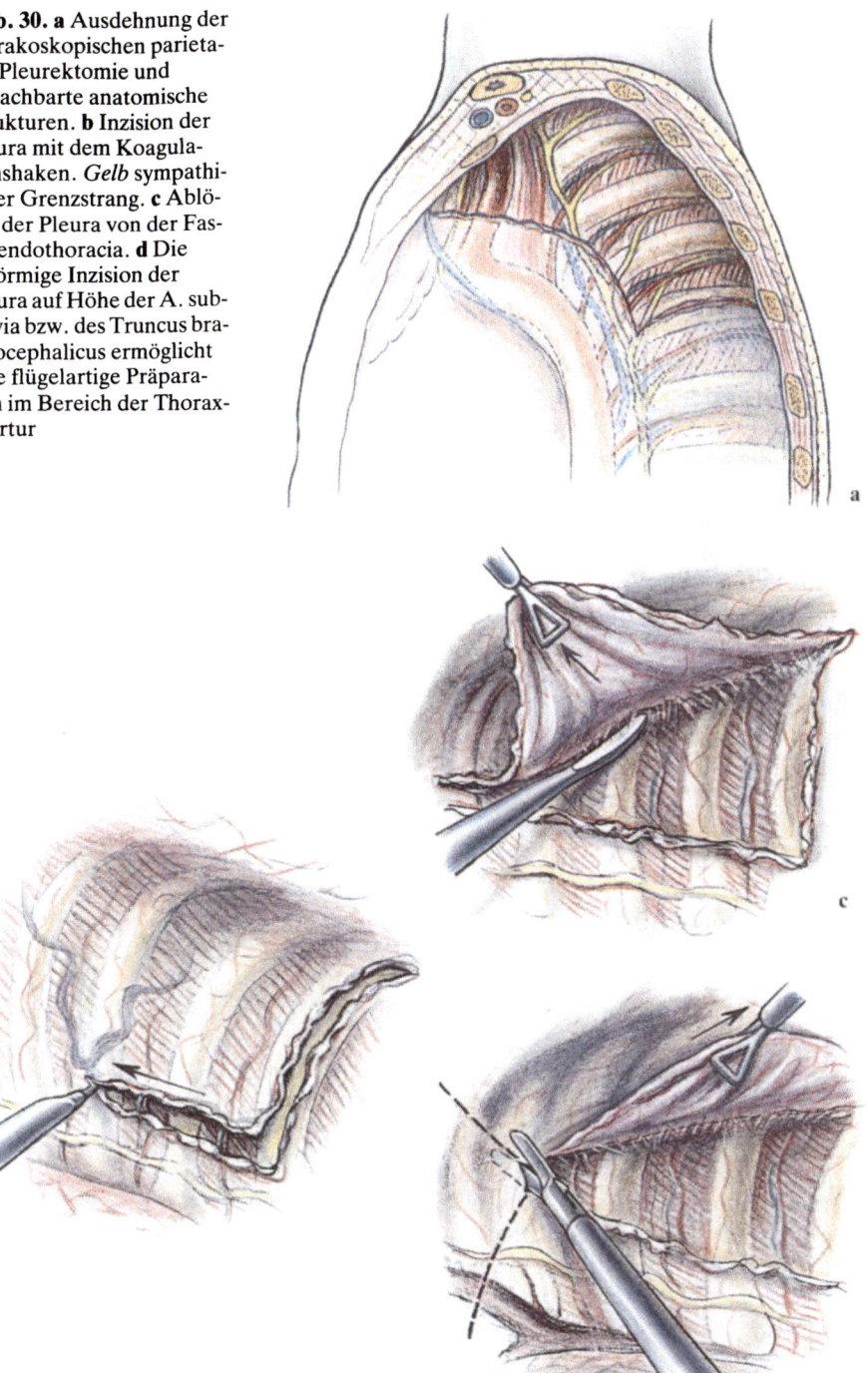

malen Plazierung des dorsobasalen Flüssigkeitsdrains benützen wir gebogene Exemplare (Abb. 13). Der Eingriff wird wie üblich beendet.

9.3 Eigene Erfahrungen

Seit Januar 1990 haben wir 78 Patienten wegen einer Spontanpneumothoraxepisode thorakoskopiert. Bei den ersten 16 Patienten beschränkten wir uns auf die Gewinnung einer endoskopischen Übersicht und die anschließende Durchführung einer Fibrin- oder Talkpleurodese. Bei ausgedehnten bullösen Veränderungen nahmen wir in der gleichen Narkose durch eine transaxilläre Minithorakotomie die Bullaresektion vor. Nachdem eine Möglichkeit zur endoskopischen Schlingenligatur — eine widerstandsfähige Chrom-Catgut-Schlinge (00) und fraktioniertes Ligieren sind bei großen Bullae Voraussetzung — sowie zur endoskopischen parietalen Pleurektomie geschaffen war, wurden ab März 1990 alle Patienten thorakoskopisch entsprechend dem oben beschriebenen Algorhythmus behandelt. Mit Erhalt des Klammernahtgerätes konnte das Vorgehen ab Juli 1991 durch die Lungenkeilresektion erweitert werden.

Bis heute weist unsere Serie 62 Patienten (18 Frauen und 44 Männer) im Alter zwischen 16 und 81 Jahren mit einem durchschnittlichen Alter von 36 Jahren auf. 23mal lag dem Pneumothoraxereignis eindeutig eine Lungenerkrankung als Ursache zugrunde, darunter 2mal eine Mukoviszidose. 39mal ordneten wir das Geschehen als idiopathisch ein. Die durchschnittliche Beobachtungszeit beträgt bei den 62 Patienten 10,6 Monate (1–27 Monate) und erstreckt sich über 2 Jahre vom März 1990 bis 1992. Tabelle 9 illustriert die durchgeführte thorakoskopische Technik, die Verweildauer der Drainagen, die postoperative Hospitalisationszeit sowie etwaige Rezidive und Komplikationen. Entsprechend dem Algorhythmus (Abb. 25) wurde bei jungen Patienten mit einem Erstereignis oder einem zugewiesenen persistierenden Pneumothorax 15mal in Lokalanästhesie und 10mal auf Patientenwunsch in Vollnarkose operiert. 8 der 25 Patienten wurden ambulant behandelt, weitere 9 verblieben auf eigenen Wunsch länger als 24 h im Krankenhaus, 8 Patienten wurden

Tabelle 9. Pneumothorax: Thorakoskopische Technik bei 62 Patienten (*amb* ambulante Behandlung; *in Klammern* Mittelwerte)

Thorakoskopie-technik	Patientenzahl (n)	Operationsdauer (min)	Drainagedauer (h)	Hospitalisation postoperativ (Tage)	Rezidive (n)
Übersicht	3	20–40 (28)	24– 72 (40)	1– 9 (5,3)	–
Ligatur	25	15–70 (36)	0–120 (30)	amb – 6 (2,2)	2
Keilresektion	12	30–60 (38)	1–240 (41)	1– 9 (4,1)	–
Pleurektomie	22	45–90 (56)	24– 72 (47)	2–13 (3,9)	1

wegen Schmerzen oder febriler Temperaturen weiterbeobachtet (vgl. Abschn. 4). Bei 22 der 25 Patienten, welche mittels Ligatur behandelt wurden, konnte die Drainage innerhalb des 1. postoperativen Tages gezogen werden. 3 Patienten benötigten Drainagen über 120 bzw. 96 h. Nach Keilresektion war eine Patientin mit 9tägiger Drainagebehandlung wegen persistierender Luftfistel die einzige, welche über 48 h drainiert wurde.

Eine chirurgische Intervention war bei keiner der thorakoskopiebedingten Komplikationen notwendig. 2mal fanden sich postoperativ radiologisch basale Dystelektasen ohne klinische Symptomatik. Einmal persistierte – wie oben erwähnt – ein Luftleck im Bereich einer Klammernaht. Ein Hämatom in der Fissura obliqua, welches von reichlich durchbluteten apikodorsalen Verwachsungen ausging, resorbierte sich innerhalb von 4 Wochen selbst. Diese Adhäsionen waren vor der Durchführung einer Pleurektomie gelöst worden. Zur Lecksuche wurde bei einem 17jährigen Patienten in Lokalanästhesie 21 nicht vorgewärmte Ringer-Spüllösung instilliert, was eine eindrückliche vasovagale Bradykardie unter 40 Schlägen/min bei erhaltenem Sinusrhythmus auslöste. Der Rhythmus erholte sich ohne irgendwelche Intervention nach 4 min.

3 Patienten (4,8%) erlitten Rezidive, und zwar 5, 14 und 16 Tage nach der Thorakoskopie und mußten sich einer Rethorakoskopie unterziehen. 2mal handelte es sich um Patienten, bei denen anläßlich der Thorakoskopie in Lokalanästhesie in Ermangelung einer sichtbaren Bulla ein umschriebener, nicht abstreifbarer Fibrinbelag im Bereich der Lungenspitze gefunden und als vermutetes Leck mit darunter liegendem Lungengewebe ligiert wurde. Der 3.

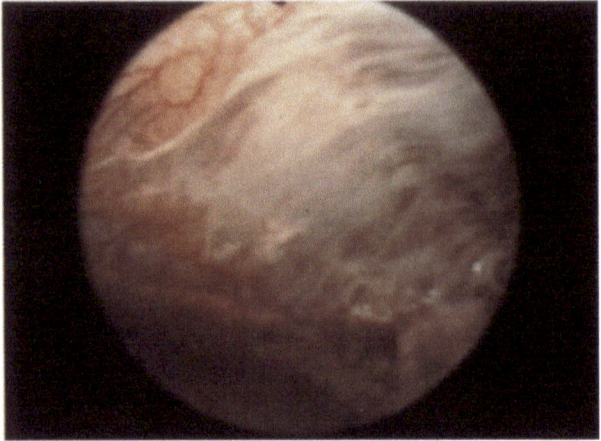

Abb. 31. Perlmutterartige Vernarbung der Fascia endothoracica 7 Tage nach Pleurektomie bei einem Frührezidiv. Die Pleurektomiegrenzen sind deutlich sichtbar

Patient war 3 Tage nach erfolgter Pleurektomie, welche wegen rezidivierender Pneumothoraxereignisse durchgeführt worden war, an seine Arbeit als freiberuflich tätiger Fahrlehrer zurückgekehrt. Die Drainagen waren 24 h nach dem Eingriff bei radiologisch entfalteter Lunge und ergußfreier Thoraxhöhle gezogen worden. Am 5. Tag zeigte eine Röntgenkontrolle beim Hausarzt einen abgekapselten lateroapikalen Pneumothorax. Die anschließende Rethorakoskopie ließ keine übersehenen Bullae finden. Die pleurektomierte Thoraxwand wies im Bericht des neu aufgetretenen umschriebenen Pneumothorax bereits eine perlmuttartig glänzende Vernarbung auf (Abb. 31). Wir folgern aus diesen Befunden, daß bei der frühen Aufnahme uneingeschränkter körperlicher Aktivität die als Drainagestellen benützten Operationsinzisionen in der dünnen Thoraxwand bei fehlendem Kulissenschnitt das Einströmen von Luft erlaubt und so zum umschriebenen Rezidiv geführt hatte.

9.4 Schlußfolgerungen

Die 62 thorakoskopisch behandelten Patienten mit einer kurzen mittleren Hospitalisationszeit von 3,3 Tagen und einer komplikationsarmen intra- und postoperative Phase stehen einer Frührezidivrate von 4,8% gegenüber. In Sammelstatistiken aus der Literatur weist der Spontanpneumothorax bei ausschließlicher Drainagebehandlung des Erstereignis-

Tabelle 10. Thorakoskopische Stadieneinteilung des Spontanpneumothorax nach Vanderschueren

Stadium I	Stadium II	Stadium III	Stadium IV
Idiopathischer Pneumothorax, endoskopisch normale Lunge	Pneumothorax mit pleuropulmonalen Adhäsionen	Pneumothorax mit Bläschen und Bullae, <2 cm Durchmesser	Pneumothorax mit zahlreichen Bullae, >2 cm Durchmesser

ses eine Rezidivquote von 21%, bei bloßer Beobachtung unter Hospitalisationsbedingungen eine solche von 29% auf [21]. Entsprechend Sammelstatistiken treten Rezidive in über 70% der Fälle innerhalb der ersten 2 Jahre auf [21, 60]. Auch wenn uns zur aussagekräftigen Beurteilung der Methode vorläufig Langzeitresultate fehlen, erachten wir es angesichts der guten bisherigen Ergebnisse deshalb gerechtfertigt, jeden Spontanpneumothorax thorakoskopisch zu evaluieren.

Auf eine exakte Indikationsklärung warten bei diesem Vorgehen jene Patienten mit idiopathischem Geschehen, bei denen in Übereinstimmung mit einem Stadium 1 nach Vanderschueren (Tabelle 10, Abb. 32a–c) thorakoskopisch keine pathologischen Lungenveränderungen gefunden werden. In unserem Kollektiv waren dies 5 Fälle (s. Tabelle 11). Indessen gehören 2 der 3 Rezidive unserer Serie dieser Gruppe an. Zusammen mit den Feststellungen von Boutin et al. [21], daß sich bei genauer Inspektion der sog. normalen Lunge beim idiopathischen Geschehen (Vanderschueren-Stadium 1) bei genauer endoskopischer Suche sehr häufig diffus verteilte kleinste bullöse Veränderungen finden lassen, sind wir deshalb zu der Ansicht gelangt, daß bei fehlender thorakoskopischer Pathologie die Durchführung der parietalen Pleurektomie nach entsprechender präoperativer Patienteninformation ein adäquates Vorgehen ist. Auf Patientenwunsch beenden wir den Eingriff allerdings durch bloße Drainageeinlage. Auf diesen Umstand sind die 3 diagnostischen Thorakoskopien unserer Serie zurückzuführen. Zusätzliche Hilfe bei der Lecksuche läßt sich möglicherweise vom Fluoreszeininhalationstest nach Boutin erhoffen. Dazu werden 20 min vor der Thorakoskopie mit einem Aerosol 10 ml 20%ige Fluoreszeinlösung (NaCl 0,9%) inhaliert, um intraoperativ Lecks in der

Spontanpneumothorax

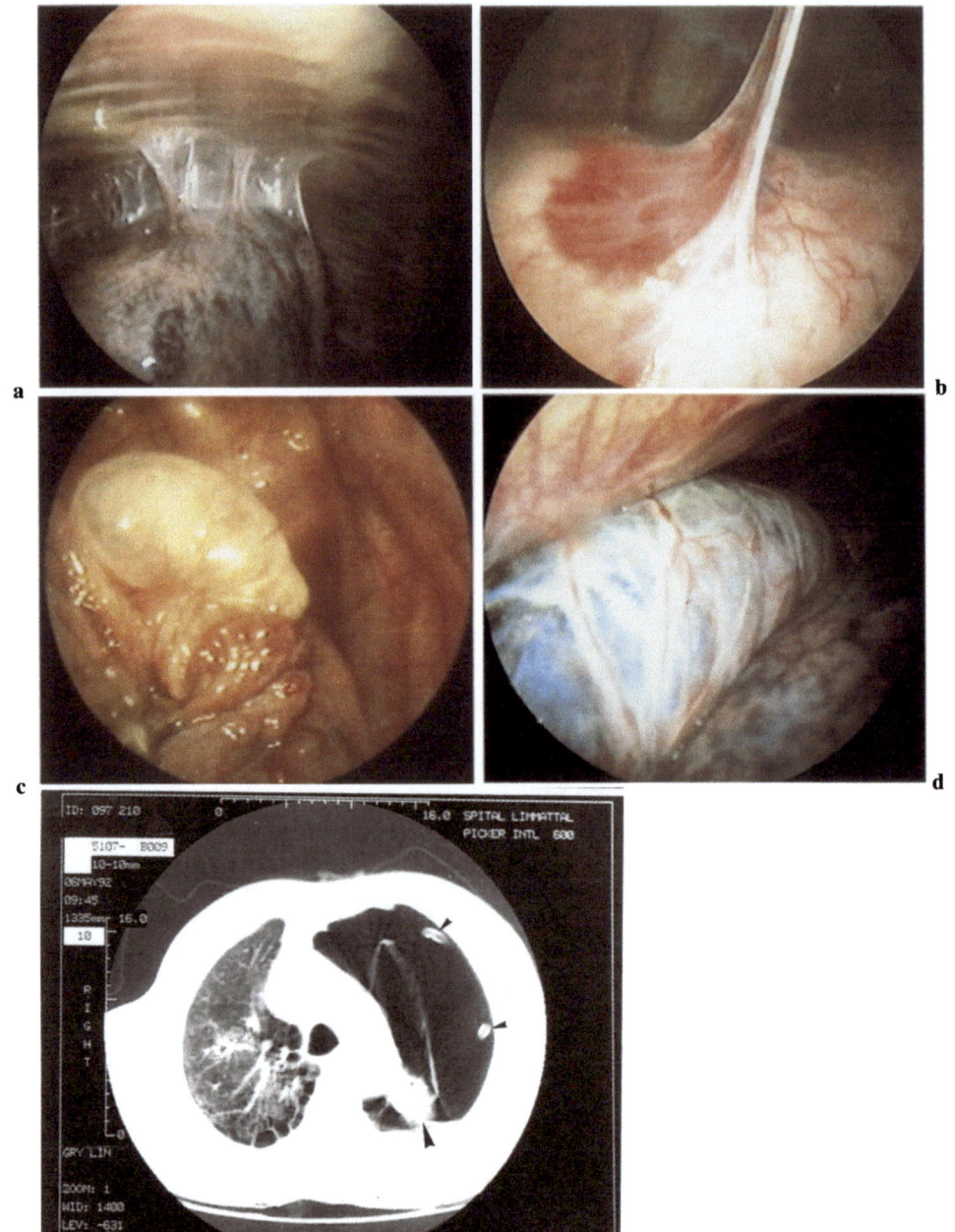

◀ **Abb. 32. a** Stadium 2 nach Vanderschueren. *Oben* Interkostalmuskulatur und Rippen. Die Lunge ist zwischen 6 und 8 Uhr sichtbar. **b** Stadium 2 nach Vanderschueren. Die blutige Imbibition der Adhäsion läßt auf ein noch frisches Geschehen hinweisen. Wahrscheinlich wurde die Verwachsung durch eine zerplatzte Bulla gebildet, welche für das Zustandekommen des Pneumothorax verantwortlich war. **c** Stadium 3 nach Vanderschueren. Die Bulla wird an der Basis durch eine Faßzange (bei 7 Uhr) ins Blickfeld gehalten. **d** Stadium 4 nach Vanderschueren: Die riesige, bullöse Veränderung liegt ventromedial zwischen Lungenparenchym und parasternaler Thoraxwand. **e** CT-Schnitt durch den Thorax des Patienten aus. Der persistierende sekundäre Spontanpneumothorax hat zu einem Totalkollaps der Lunge geführt *(großer Pfeil)*. Der Thoraxraum enthält nur noch 2 Bülau-Drainagen *(kleine Pfeile)* und die riesige Bulla

Pleura visceralis als gelbe Flecken darstellen zu können [17].

48 der 62 Patienten wurden unserer Klinik wegen eines rezidivierenden oder persistierenden (>7 Tage) Pneumothorax zugewiesen; nur 14mal wurde ein akutes Erstereignis diagnostiziert (vgl. Tabelle 11). Unter diesen Patienten war 3mal ein Spontanpneumothorax der Gegenseite bekannt, 2mal befrachteten schwere Lungenkrankheiten (Mukoviszidose, Pneumocystis-carinii-Pneumonie) die Anamnese, und einmal diagnostizierten wir einen Spannungspneumothorax.

9.5 Andere Thorakoskopiemethoden

In der thorakoskopischen Literatur werden seit einigen Jahren verschiedene Verfahren in der Pneumothoraxbehandlung beschrieben. Es handelt sich dabei um Pleurodesen mit Fibrin [45, 73, 76, 94] und Talk [21, 43, 64, 167], wobei v.a. letztere mit einer Rezidivrate unter 8% eindrückliche Ergebnisse zeitigen, während die Fibrinbehandlung mit erneuten Pneumothoraxepisoden zwischen 9 und 25% lag. Zunehmend Verwendung zur Spontanpneumothoraxbehandlung findet auch der Laser, und zwar sowohl zur Behandlung des Lungenlecks als auch zur kombinierten Therapie des Lecks mit anschließender Pleuraskarifikation [164].

Eine Wertung der verschiedenen zur Anwendung gelangenden Verfahren ist aufgrund unterschiedlicher Patientenrektrutierung und intraoperativer Befundbeschreibung sowie verschieden langer postoperativer Drainagedauer schwierig. Patienten mit Läsionen, welche einem Stadium 4 nach Vanderschueren entsprechen, werden in den meisten dieser Serien einer chirurgischen Therapie zugeführt.

Tabelle 11. Pneumothorax: Ätiologie und Morphologie (n = 62)

Primärer Spontanpneumothorax				Sekundärer Spontanpneumothorax				
V1	V2	V3	V4	V1	V2	V3	V4	Stadien nach Vanderschueren
4	1	5	2	1	–	–	1	Erstergebnis (<7 Tage Dauer)
–	–	6	3	–	2	1	6	Peristenz (>7 Tage Dauer)
–	2	6	10	–	1	1	10	Rezidiv-Pneumothorax

10 Hämatothorax

10.1 Allgemeines

Bei Vorliegen eines Hämatothorax richtet sich das therapeutische Vorgehen primär nach der Ursache und dem Ausmaß der verantwortlichen Blutungsquelle. Nimmt der intrathorakale Bluterguß langsam zu und ist die Kreislaufsituation nicht vital bedrohlich, wird zur Behandlung und als Verlaufskontrolle üblicherweise eine suffiziente Drainage eingerichtet. Als Indikation zur explorativen Thorakotomie gilt ein persistierender Blutverlust durch die Thoraxdrainage von mehr als 500 ml/h über 3 h oder 150 ml/h über 6 h [58]. Läßt sich ein Hämatothorax durch eine Drainage innerhalb einiger Tage nicht evakuieren, wird ebenfalls eine operative Evakuation notwendig.

Die Suche nach einer persistierenden Blutungsquelle ebenso wie die Evakuation eines alten, oft lokulierten Hämatothorax bieten sich als thorakoskopische Indikationen an (Abb. 33a, b und 34).

10.2 Operatives Vorgehen

Die Schmerzempfindung der Pleura ist durch haftende Blutgerinnsel in der Regel stark herabgesetzt, so daß der Eingriff in Lokalanästhesie durchgeführt werden kann. Um den ventilatorisch wichtigen Recessus phrenicocostalis sicher explorieren und von Blutmassen befreien zu können, ist für ein Vorgehen in Lokalanästhesie eine leicht angehobene Seitenlage von Nutzen.

Wird in Allgemeinnarkose eingegriffen, erfolgt dies standardmäßig in Seitenlage. Die 3 Inzisionen werden mit Hilfe von Thoraxröntgenbildern im posteroanterioren und seitlichen Strahlengang entsprechend der Lage und Ausdehnung des Hämatoms geplant.

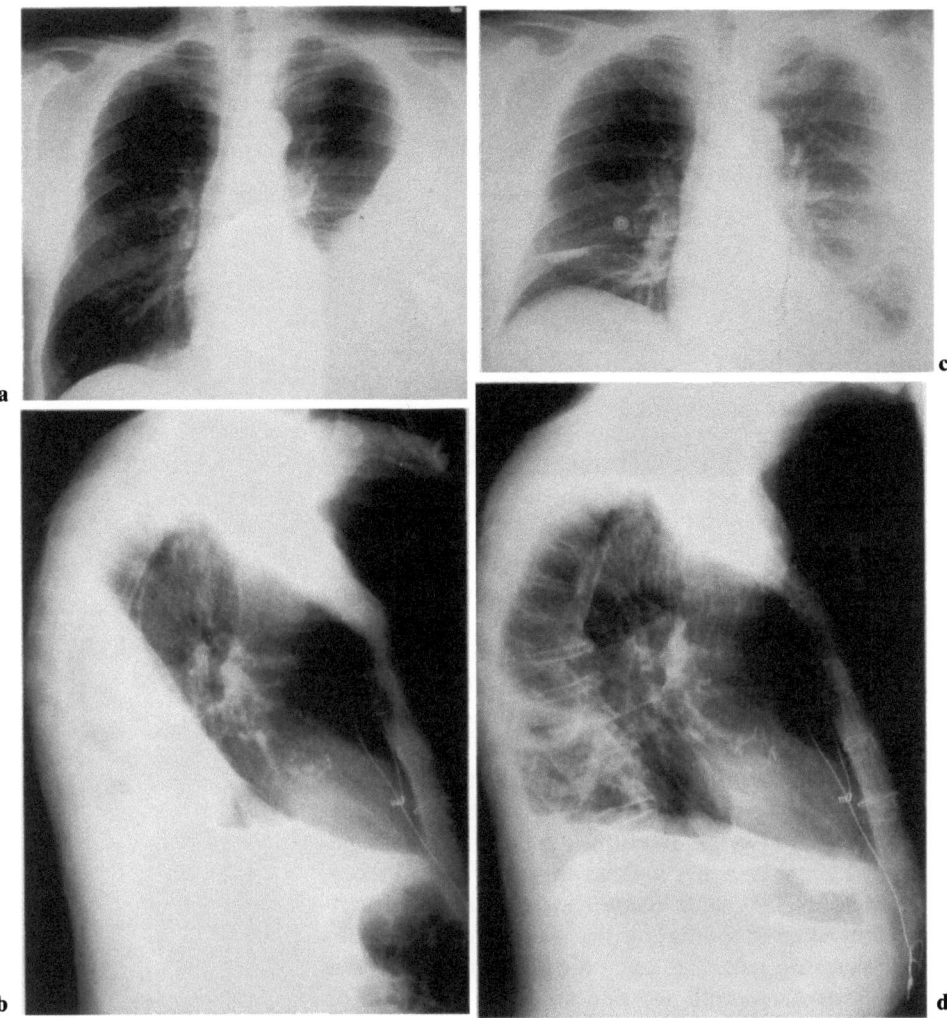

Abb. 33a–d. Hämatom nach AC-Bypass-Operation. **a** Thorax im pa-Strahlengang vor der Thorakoskopie. **b** Thorax im seitlichen Strahlengang vor der Thorakoskopie. **c** Nach thorakoskopischer Ausräumung, pa-Strahlengang. **d** Nach der thorakoskopischen Ausräumung, seitlicher Strahlengang

Initial werden vorsichtig ca. 300 ml CO_2 durch die Verres-Nadel insuffliert. Bei einem Insufflationsdruck über 10 mm Hg und/oder langsamen Flow wird auf eine ungezielte Gasinsufflation verzichtet, da die Kanülenspitze in geronnenem Blut stecken kann. Statt dessen wird eine Inzision mit der Schere geschaffen und nach Einbringen des Trokars eine erste Einsicht mit der 0°-Optik angestrebt. Wird das Licht durch die Hämatommassen absorbiert, werden Anteile des Hämatoms mit dem Sauger unter abwechselnder Flüssigkeitsinstillation und Evakua-

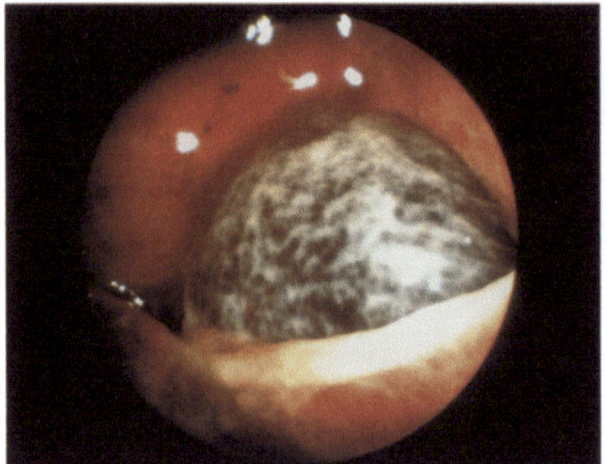

Abb. 34. Endoskopiebild eines älteren abgekapselten Hämatoms mit gut sichtbarer Pseudokapsel aus Fibrin

tion entleert. Dadurch tritt rasch eine Verbesserung der Lichtverhältnisse ein. Als nächstes müssen die anatomischen Strukturen und die Hämatomgrenzen definiert werden, um eine zusätzliche Verletzung von lazeriertem Lungenparenchym zu vermeiden. Ältere Hämatome weisen oft mattglänzende Membranen auf, welche an die Pleura viceralis atelektatischer Lungenbezirke erinnern (vgl. Abb. 34 mit Abb. 22c).

Findet sich eine Blutungsquelle (Interkostalgefäße, kleine Venen), welche mittels Finbrinkleber, Naht oder Clip gestillt werden kann, wird dies durchgeführt. Vor Beendigung des Eingriffes sollte man sich vergewissern, daß auch die Lungenfissuren und Recessus dargestellt worden sind. Sie sind oft Ort abgekapselter Hämatomreste.

10.3 Eigene Erfahrungen

Unsere Fälle sind in Tabelle 12 dargestellt. Mit Ausnahme von Patient Nr. 3 und 6, wurden alle Patienten vor der Thorakoskopie mit einer Thoraxdrainage (32 Charr) behandelt. Patient Nr. 8 wurde wegen persistierender Blutung, die anderen wegen fehlendem Drainageeffekt thorakoskopiert.

Tabelle 12. Thorakoskopische Behandlung des Hämatothorax (n = 8) (*A* Adhäsiolyse, *L* Lavage, *E* Evakuation, *D* Drainageeinlage unter Sicht, *AC-Bypass* Aortokoronarer Bypass)

Patient	Alter (Jahre)	Diagnose	Thorakoskopiezeitpunkt (Tage nach Ereignis)	Thorakoskopische Befunde	Technik	Anmerkungen
Männlich	26	Schußverletzung	5	Lungenlazerationen, Fibrinablagerungen	A, L, E, D	Pneumozele im RX postoperativ
Männlich	59	Rippenserienfrakturen	5	Unterlappenatelektase	A, L, E, D	Postoperativ Atelektase entfaltet
Männlich	33	Iatrogen nach Erstrippenresektion	17	Organisiertes Hämatom thorakoskopisch übersehen	A	Postoperativ persistierende Atelektase, Fieber, offene Dekortikation
Männlich	31	Rippenserienfrakturen	7	Lungenlazerationen, verfestigtes Hämatom mit Kapsel	A, L, E, D	
Weiblich	57	Schußverletzung	10	Lungenlazerationen, verfestigtes Hämatom mit Kapsel	A, L, E, D	
Männlich	84	Iatrogen nach AC Bypass	10	Verfestigtes Hämatom mit Kapsel	A, L, E, D	s. Abb. 31
Männlich	71	Aortendissektion Typ B	7	Verfestigtes Hämatom, Fibrinablagerungen	A, L, E, D	
Männlich	59	Nachblutung aus Interkostalarterie nach Thorakoskopie	1	Blutende 2. Interkostalarterie, frisches Hämatom	Koagulation, L, E, D	

10.4 Schlußfolgerungen

Ein durch eine Drainage nicht suffizient evakuierbarer Hämatothorax stellt eine dankbare und gefahrlose Indikation zum thorakoskopischen Vorgehen dar. Die Ausdehnung und Lage des Befundes läßt sich mit Hilfe von konventionellen Röntgenbildern leicht feststellen, so daß der Eingriff gut geplant werden kann. Aufmerksamkeit ist zusätzlichen pathologischen Befunden (atelektatisches Lungengewebe, vgl. Fall Nr. 2 und 3, Lungenparenchymlazerationen, vgl. Fall Nr. 1, 4, 5) zu schenken. Anatomische Landmarken wie Lungenfissuren müssen dargestellt werden, damit im Hämatom gefangenes atelektatisches Lungengewebe nicht übersehen wird. Finden sich ursächliche Blutungsquellen, kann deren gezielte Stillung versucht werden (vgl. Fall Nr. 8). Im Zweifelsfall ist das Umsteigen auf ein offenes Vorgehen nicht zu scheuen.

Mit der Durchführung der wenig invasiven Thorakoskopie sollte nicht allzu lange gezögert werden, da das Unterfangen mit zunehmender Organisation technisch schwieriger wird (Fall Nr. 3). Zudem verstreicht unnötig Hospitalisationszeit.

10.5 Andere Thorakoskopiemethoden

Verschiedene Autoren beschreiben die Möglichkeit der thorakoskopischen Blutstillung unter Verwendung eines flexiblen Endoskops [42, 138]. Durch Kaiser wird die thorakoskopische Hämatomausräumung mit Hilfe eines Mediastinoskops beschrieben [93]. Sowohl er wie auch Jones et al. [92], welche den Einsatz der Thorakoskopie zur Blutungssuche und Entleerung bei 32 Patienten mit traumatisch bedingtem Hämatothorax als Notfallmaßnahme durchführen, weisen auf den Vorteil eines endoskopischen Früheingriffes hin: Die noch fehlende Organisation des Hämatoms mit wenig Fibrinablagerungen erlaubt eine umfassende Entleerung und anschließend die gezielte Drainage des Thoraxaraumes.

Wird die Thorakoskopie nach den Prinzipien der minimal invasiven Chirurgie vorgenommen, sind auch Erfahrungen mit Lasergeräten, welche eine gezielte Blutstillung im Bereich des Lungenparenchyms gestatten, von Interesse [107]. Gleichzeitig mit der Verklebung blutender Lungengefäße, können auf diese Weise auch die lazerationsbedingten Luftfisteln abgedichtet werden. Damit werden die Voraussetzungen zur vollständigen Entfaltung der Lunge und zur Errichtung des physiologischen Unterdruckes im Pleuraraum geschaffen.

11 Chylothorax

11.1 Allgemeines

Ein postoperativer, durch Verletzung des Ductus thoracicus (Abb. 35a) bedingter Chylothorax ist ein seltenes, aber wohlbekanntes Problem nach Eingriffen an Aorta, Herz, Lungen und Speiseröhre. Das

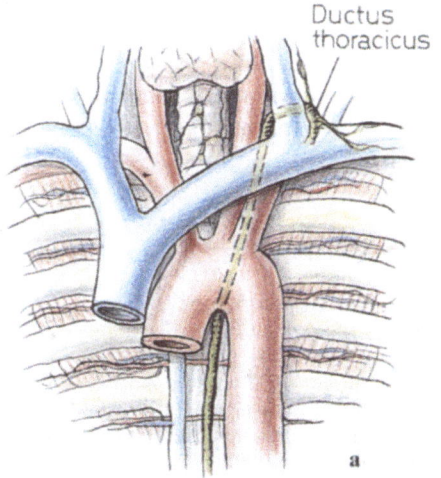

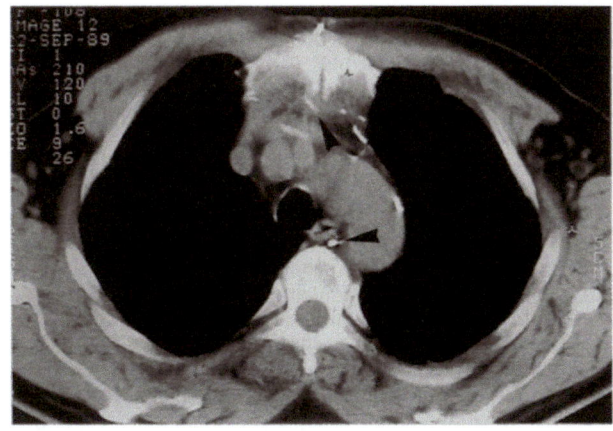

Abb. 35. a Intrathorakaler Verlauf des Ductus thoracicus. **b** Lymphangio-CT-Schnitt auf Höhe des Kontrastmittelaustrittes. *Pfeile* Ductus thoracicus prävertebral und ausgetretenes Kontrastmittel restrosternal

bestmögliche therapeutische Vorgehen beim Vorliegen dieses Krankheitsbildes wird kontrovers beurteilt. Konservative Therapiemöglichkeiten umfassen üblicherweise eine Drainagebehandlung und parenterale Ernährung. Trotz Substitution resultiert jedoch ein Verlust an Proteinen, fettlöslichen Vitaminen, Elektrolyten und Lymphozyten [12]. In ungefähr 50% der konservativ therapierten Fälle kommt es nach unterschiedlicher Behandlungsdauer zum spontanen Leckverschluß, ansonsten muß eine chirurgische Intervention durchgeführt werden [51, 116].

Neben der chirurgischen Verletzung des Ductus thoracicus können verschiedene andere Ursachen – Infektionen, Neoplasien, postaktinische Schädigung, Thrombose der Jugular- oder Subclaviavenen usw. – für das Zustandekommen eines Chylothorax verantwortlich sein. Anhand von 2 Fallbeispielen und den dabei angewandten Techniken werden nachfolgend mögliche endoskopische Lösungsansätze zur Diskussion gestellt.

11.2 Fallbeispiele

Postoperativer Chylothorax [87]

Ein 69jähriger Mann entwickelte nach einem 3fachen aortokoronaren Bypasseingriff postoperativ einen linksseitigen Chylothorax. Bereits 1977 war die Aortenklappe ersetzt und eine 1. aortokoronare Bypassoperation durchgeführt worden. Die konservative Therapie mit Thoraxdrainagen und zentraler Hyperalimentation über mehr als 2 Wochen zeitigte keinen Erfolg. Man entschied sich deshalb zum thorakoskopischen Vorgehen. Das Chylusleck wurde nach Lokalisation mittels Lymphangio-CT thorakoskopisch dargestellt und mit Fibrinkleber erfolgreich abgedichtet. Der bis dahin tägliche Chylusverlust von ca. 450 ml versiegte unmittelbar nach der Intervention. Die postoperative Röntgenkontrolle zeigte eine vollständig entfaltete Lunge. Weitere Röntgenkontrollen am 1. postoperativen Tag sowie nach 6 und 12 Monaten ergaben normale Verhältnisse.

Operative Technik: Rückenlage, Lokalanästhesie, 2 Zugänge. Nach vollständiger Entleerung des Chylothorax über die liegende Thoraxdrainage wurden im 3. Interkostalraum parasternal 2 Trokarhülsen plaziert. Die Höhe der Inzisionen wurde aufgrund des im Computertomogramm festgestellten Kontrastmittelaustrittes (Abb. 35) hinter der kranialen Begrenzung des Aortenbogens gewählt. Die eingeführte Geradeausoptik ließ nach Absaugen von letzten Chylusrückständen zwischen segelförmigen Verwachsungen einen kontinuierlichen tropfenförmigen Chylusfluß erkennen. Die Fistel konnte optisch präzise

Abb. 36. Idiopathischer Chylothorax. Pleura parietalis *(kleiner Pfeil)* und atelektatitische Lunge *(großer Pfeil)*

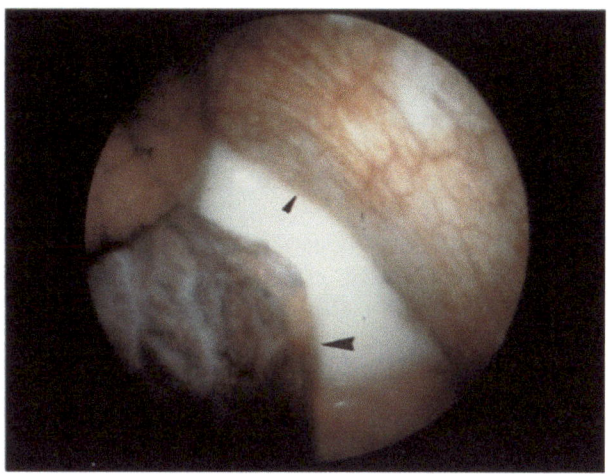

lokalisiert werden. Mittels der Injektionskanüle (Abb. 5 und Tabelle 1) wurde 1 ml Fibrinkleber (schnellklebende Komponenten) in die Fistel injiziert und der Chylusfluß damit zum Versiegen gebracht. Nach der Einlage eines Bülau-Drains neben die verklebte Fistelöffnung wurde der Eingriff nach üblicher Art beendigt.

Ungeklärter, nicht maligner Chylothorax
Eine 1937 geborene Frau wurde uns zur Abklärung und Behandlung eines rezidivierenden, therapieresistenten Chylothorax unklarer Ätiologie zugewiesen. Weder anamnestisch und klinisch noch mit Hilfe verschiedener Abklärungen ließ sich eine Krankheitsursache finden. Die Patientin war immer afebril und in gutem Allgemeinzustand. Einziges Symptom war eine Einschränkung der Atemleistung nach jeweiligem Nachfüllen des Chylothorax. Thorakoskopisch fanden sich keine pathologischen Veränderungen. Das endoskopische Bild entsprach dem abgebildeten Beispiel (Abb. 36). Bei fehlenden Hinweisen für Malignität (histologische Schnellschnittuntersuchungen) entschlossen wir uns gemäß präoperativer Abmachung mit der Patientin zur Durchführung einer ausgedehnten endoskopischen parietalen Pleurektomie. Die definitive histologische Aufarbeitung ergab die Diagnose einer reaktiven Mesothelproliferation der Plerua. Postoperativ verklebte die Lunge wunschgemäß mit der Fascia endothoracica. Die Patientin verließ unsere Klinik am 6. postoperativen Tag. Seither ist sie beschwerdefrei geblieben.

Operative Technik: Seitenlage, Doppellumenintubation, Standardzugänge: Das technische Vorgehen entspricht der parietalen Pleurektomie (s. Abschn. 9). Unterschiedlich ist einzig die Ausdehnung der Pleurektomie, welche in diesem Falle nach basal bis in den Recessus costodiaphragmaticus ausgedehnt und durch Mitnahme von Anteilen der diaphragmalen Pleura vervollständigt wurde.

11.3 Schlußfolgerungen

Die aktuelle chirurgische Therapie des postoperativen Chylothorax besteht in dem Versuch, den Ductus thoracicus darzustellen und zu ligieren [116, 129, 153]. Diese Technik wurde erstmals 1948 von Lampson beschrieben [99]. Als weitere Therapieverfahren werden die Talkpleurodese [2, 53], Drainageeinrichtungen durch Anlage pleuroperitonealer Shunts [116, 180] oder die intrapleurale Fibrinapplikation [3, 159] angegeben. Der von uns durchgeführte thorakoskopische Leckverschluß stellt ein wenig invasives Vorgehen dar, welches unmittelbar nach der Diagnosestellung eines postoperativ aufgetretenen Chylothorax angewendet werden kann. Dadurch kann der Verlust an Proteinen, Vitaminen, Elektrolyten sowie immunkompetenten Lymphozyten vermieden werden. Zudem ist eine frühpostoperative thorakoskopische Intervention aufgrund noch fehlender oder leicht lösbarer Adhäsionen sinnvoll.

Beim Vorliegen eines nicht postoperativ bedingten Chylothorax kann die Thorakoskopie 2 Zwecke erfüllen. Sie gestattet eine umfassende diagnostische Abklärung der Pleurahöhle (s. Abschn. 8) und ermöglicht je nach Diagnose die Durchführung einer ausgedehnten parietalen Pleurektomie oder – bei maligner Grunderkrankung – einer Talkpleurodese (s. Abschn. 17).

12 Pleuraempyem

12.1 Allgemeines

Bei Lungenprozessen ist das Gleichgewicht zwischen Exsudation und Resorption im Pleuraspalt gestört. Massiver Fibrinaustritt und Fibrinablagerungen sind möglich. Die zusätzliche, durch diese schmerzhaften Vorgänge verursachte Schonatmung unterstützt eine rasche Organisation der Ablagerungen durch Fibrozyten mit Zerstörung des Mesothels und Verwachsungen beider Pleurablätter. Das Resultat ist eine starke Einschränkung bis Aufhebung der Lungenverschieblichkeit und damit ein Verlust an Vitalkapazität.

Am eindrücklichsten läuft dieses Geschehen beim bakteriell-infektösen Geschehen ab. Zwar entwickelt sich nicht aus jedem kontaminierten Pleuraerguß ein Empyem; ist der bakterielle Nachweis in der Flüssigkeit jedoch erbracht, kann eine hohe Wahrscheinlichkeit dazu angenommen werden [61, 78, 103, 134].

Das Empyem ist per definitionem charakterisiert als eine Eiteransammlung in der Pleurahöhle. Die pathologische Antwort kann in 3 Phasen eingeteilt werden: 1. die exsudative, 2. die fibrinopurulente und 3. die fibrosierende, organisierende Phase. Diese Krankheitsetappen greifen allerdings oft zeitlich und örtlich in den verschiedenen Regionen des Thoraxraumes (Lokulationen, basale Recessus) ineinander über.

Ein Pleuraempyem entsteht in 37% durch eine Infektion des Respirationstraktes, in 33% durch eine vorangegangene Operation, in 10% durch eine intraabdominale Infektquelle, und in weiteren 10% ist die Ursache iatrogen bedingt [126].

Bei Verdacht auf eine bakterielle Pleuritis mit der Gefahr der Empyembildung ist die Ergußbeurteilung für das weitere Vorgehen entscheidend. Ist dieser nicht mehr serös-sanguinolent, sondern viskös, oder gerinnt er nach Entnahme aufgrund seines hohen Eiweißgehaltes rasch, ist eine adäquate Aspiration durch eine Thorakozentese nicht mehr zu erwarten und chirurgische Maßnahmen werden notwendig. Die Bestimmung von Zellzahlen, Glukose- und LDH-Werte spielen demgegenüber in der prognostischen Beurteilung eine untergeordnete Rolle [61, 78, 103, 104, 126, 134].

Mit Einsetzen der fibrinopurulenten Phase entstehen segelförmige Adhäsionen, die Pleurablätter verkleben, Lokulationen bilden sich. Der fortschreitende Prozeß führt zur Fixation und Expansionsminderung der Lunge. Durch das Einsprossen von Fibroblasten schließlich verliert die Pleura visceralis ihre Elastizität, ein „Lungenkortex" entsteht [4].

Wo liegt nun der mögliche Wert der Thorakoskopie in der Behandlung des Pleuraempyems? Mittels Durchtrennen der Adhäsionen können Lokulationen zerstört und die Pleurahöhle als Ganzes wiederhergestellt werden (Abb. 37). Nach ausgiebiger Lavage kann ein suffizientes Drainagesystem eingerichtet werden.

12.2 Operatives Vorgehen

Seitenlage, Doppellumenintubation. Die Lage der 3 Zugänge wird mit Hilfe des computertomographischen Befundes zwischen dem 4. bis 8. Interkostalraum geplant (vgl. dazu Abb. 37).

Exsudative bis frühe fibrinopurulente Phase (Abb. 38): Ziel der Intervention ist eine Befreiung und Darstellung der gesamten Thoraxhöhle inklusive der Lungenfissuren. Die 0°-Optik wird im 4. Interkostalraum bei möglichst entleertem Pleuraraum eingeführt. Frische Verklebungen zwischen den beiden Pleurablättern werden mit dem Taststab oder dem Dissektor vorsichtig gelöst, etwaige segelförmige Adhäsionen durchtrennt. Nach Vergewisserung darüber, daß der gesamte Pleuraraum inklusive der verschiedenen Recessus und der interlobären Fissuren frei ist, wird die Lavage mit 4–5 l körperwarmer Ringerlösung in Portionen von 500 ml im Wechsel von Instillation und Evakuation vorgenommen. Anschließend erfolgt durch den 4. Interkostalraum

Abb. 37. a Präoperativer CT-Schnitt durch ein Pleuraempyem links. **b** CT-Schnitt auf gleicher Höhe bei demselben Patienten nach thorakoskopischer Adhäsiolyse, Débridement mit dem Shaver und Spülung

Abb. 38. Exsudative Phase: zarte fibrinöse Verklebungen apikal bei einsetzender Empyembildung. Um Einsicht in den Pleuraraum zu gewinnen, müssen die Adhäsionen vorsichtig gelöst und durchtrennt werden

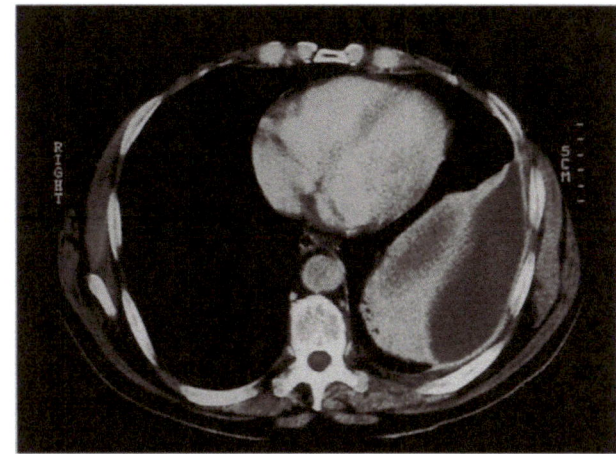

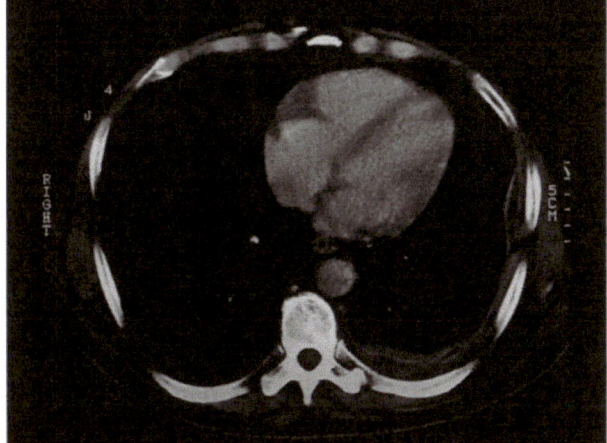

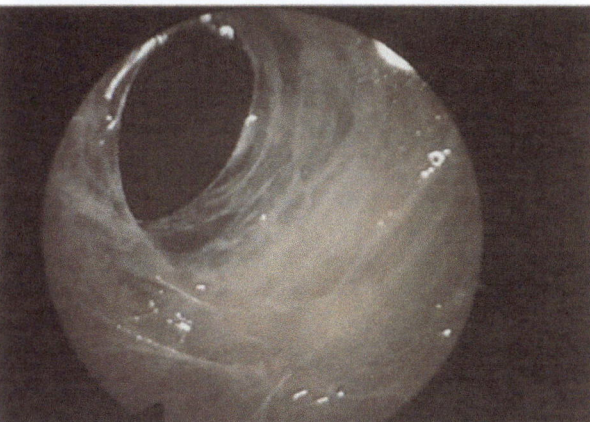

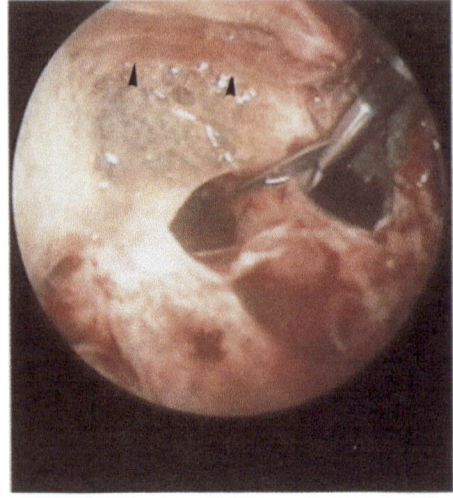 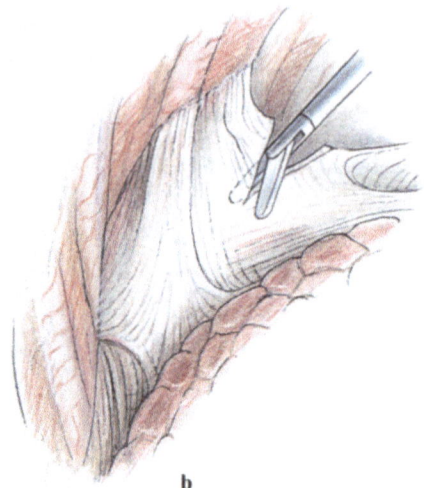

die Einlage einer apikalen Drainage. Die dorsobasale Drainage wird nach zusätzlicher Inzision unter optischer Sicht eingeführt und an tiefster Stelle plaziert.

Abb. 39 a,b. Empyem in der fibrinopurulenten Phase. Lokulationen zwischen Lunge und Thoraxwand *(Pfeile)* werden eröffnet

Fibrinopurulente Phase (Abb. 39): Seitenlage, Doppellumenintubation, 3 Zugänge, abhängig vom CT-Befund im 4. bis 8. Interkostalraum. Gelingt die anschließende Insufflation von CO_2 durch die Verres-Nadel nicht ungehindert (vgl. Abschn. 3.6), muß sie an anderer Stelle wiederholt werden. Die Inzision kann auch auf Fingerdurchgängigkeit erweitert und die Pleurahöhle digital exploriert werden. Entscheidet man sich aufgrund des dabei erhobenen Tastbefundes zur Fortführung der Thorakoskopie, erfolgt das Einbringen des 1. Trokars. Vorhandene Flüssigkeit wird vorsichtig abgesaugt und anschließend die Optik eingeführt. Der 2. Einstich wird nun endoskopisch festgelegt eingerichtet. Mit dem Dissektor, dem Taststab und dem Sauger werden nun Schritt für Schritt Adhäsionen durchtrennt, sowie Flüssigkeit, Fibrinschlieren und Eiter unter wechselweisem Spülen und Saugen evakuiert. Ist der Raum zum Einbringen des 3. Trokars genügend groß, wird das Saugspülrohr parallel zum Taststab/Dissektor eingesetzt, um die Präparation zu erleichtern.

Abb. 40. Endobild mit Shaver in Aktion. Thoraxwand, die Fibrinbelege kleben auf dem Diaphragma. Die *Pfeile* zeigen in den Recessus costodiaphramaticus

Abb. 41a, b. Shaver zur Evakuation verfestigter Fibrinmassen beim Empyem. **a** Generator, Handgriff mit Motor und Endoskopieaufsätze. **b** Shaverspitze im optischen Blickfeld. Der Shaver darf nur mit zur Optik gerichtetem Messer eingesetzt werden

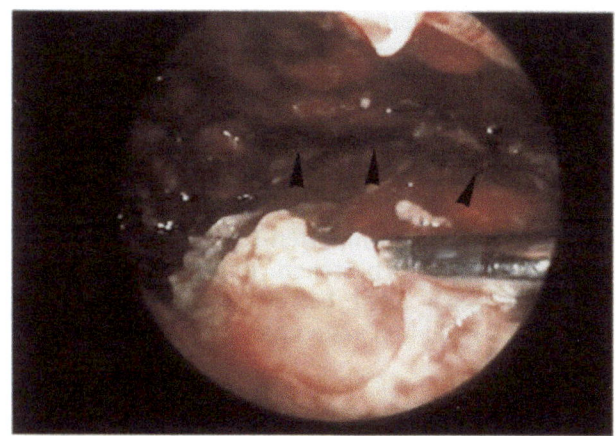
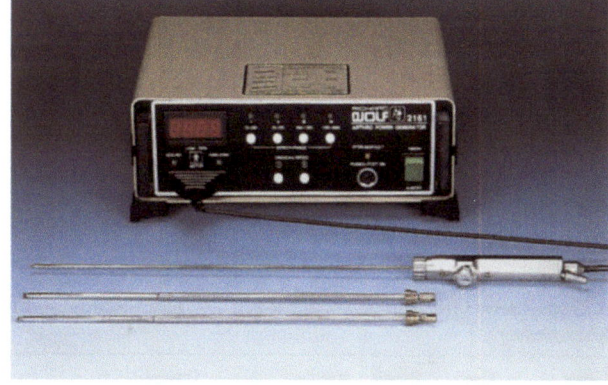
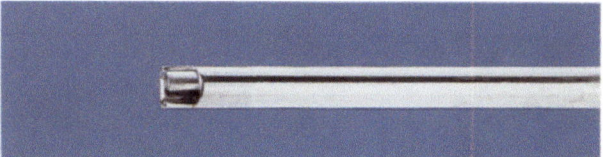

Die Lungenfissuren können nach Durchtrennung ihrer in der Regel nur oberflächlichen Verklebungen dargestellt und als anatomische Orientierungshilfen benützt werden. Meistens sind die Recessus (vgl. Abb. 3) bereits im frühen fibrinopurulenten Stadium mit dicken Fibrinschwarten belegt. Sie müssen aufgesucht, eindeutig identifiziert, mit dem Dissektor freigelegt und die Schwarten mit dem Shaver evakuiert werden (Abb. 40). Der Shaver darf nur mit zur Optik gerichtetem Messer eingesetzt werden (Abb. 41).

Nach Befreiung der gesamten Pleurahöhle und Entfernen der Fibrinbeläge von beiden Pleurablättern wird die Lunge vorsichtig ventiliert. Sie muß sich jetzt unter Sicht vollständig ausdehnen und die Thoraxwand erreichen. Ist dies gewährleistet, erfolgt die Drainageeinrichtung wie oben angegeben, und der Eingriff wird beendigt. Bleibt ein Totraum zwischen einer elastizitätsverminderten Lunge und der gereinigten Pleurahöhle bestehen, und kann die Lunge thorakoskopisch nicht befreit werden, muß eine offene Dekortikation angeschlossen werden.

12.3 Eigene Erfahrungen

Unsere Arbeitsgruppe hat bis heute 16 Patienten, 6 Frauen und 10 Männer im Alter von 20–73 Jahren (mittleres Alter: 53 Jahre), thorakoskopisch behandelt. Tabelle 13 gibt Auskunft über das operierte Krankheitsstadium, die verwendete Anästhesieart und den klinischen Verlauf. In allen Fällen konnte der Pleuraraum einer diagnostischen Einsicht

Tabelle 13. Empyempatienten (n = 16) (Stadieneinteilung: *1* exsudativ, *2* fibrinopurulent, *3* fibrosierend. *Int* Intubationsnarkose; *DL* Doppellumenintubation; *LA* Lokale Infiltrationsanästhesie)

Patient	Alter (Jahre)	Stadium	Anästhesie	Erfolg	Umstieg	Zweiteingriff	Bemerkungen
Weiblich	20	3	DL	–		Thorakotomie	Gefangene Lunge
Weiblich	50	3	Int	–	Dekortikation		Pannus
Männlich	53	3	Int	–	Fenestration		Pneumonektomiehöhle
Weiblich	53	3	DL	–		Thorakotomie	Gefangene Lunge
Weiblich	29	2–3	DL	+			
Weiblich	37	2–3	DL	–	Dekortikation		Pannus
Männlich	60	2–3	DL	–		Thorakotomie	Status febrilis
Männlich	62	2–3	Int	+			
Männlich	70	2–3	DL	+			Präoperativ septisch-toxischer Schock
Männlich	73	2–3	LA	+			
Männlich	36	2	DL	+			
Weiblich	54	2	DL	+			
Männlich	55	2	DL	+			
Männlich	61	2	LA	+		Rethorakoskopie	Restevakuation
Weiblich	65	2	DL	+			
Männlich	73	2	LA	+			

Abb. 42a, b. Gefangene Lunge nach thorakoskopisch ausgeräumtem Pleuraempyem. Trotz suffizienter Drainage, Fieberfreiheit und normalisierter Leukozytenzahlen kommt es auch 7 Tage nach dem Eingriff nicht zur Entfaltung der Lunge. Ein Totraum hat sich etabliert. **a** RX, **b** CT

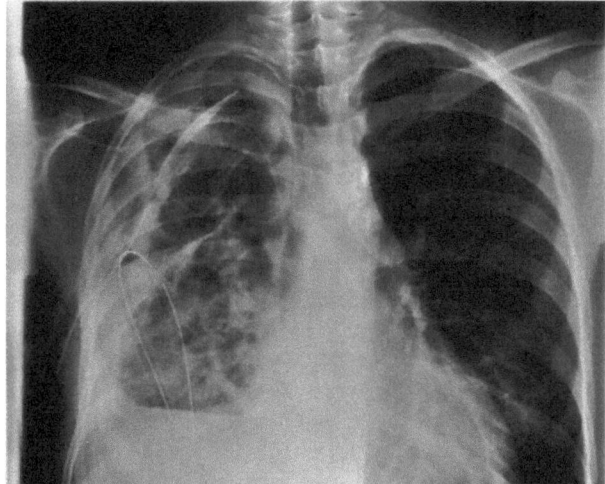

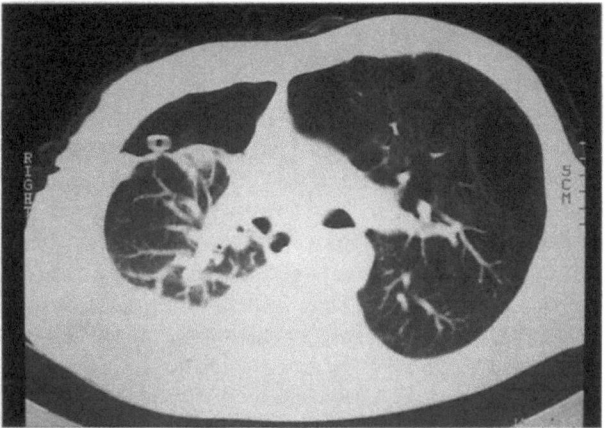

zugänglich gemacht werden. Wegen einer deutlichen Verschwartung der viszeralen Pleura wurde innerhalb der gleichen Sitzung einmal durch eine anterolaterale Thorakotomie die Dekortikation vorgenommen. Im Falle einer empyematösen alten Pneumonektomiehöhle nach Lungenentfernung wegen Bronchuskarzinom wurde im Anschluß an die Empyemevakuation, Lavage und nach multiplen Biopsien eine Thoraxfenestration vorgenommen, worauf die Höhle ausheilte.

2mal mußte nach Ablauf 1 Woche trotz Fieberfreiheit und nur noch unbedeutender, seröser Exsudation wegen einer gefangenen Lunge die offene Dekortikation durchgeführt werden (Abb. 42).

Wegen erneuter radiologischer Empyemzunahme und Status febrilis wurde bei einem weiteren Patienten eine offene Operation notwendig. Bei einem Diabetiker schließlich wurde nach 5 Tagen bei blander Klinik, afebrilem Zustand und trockenen Drainagen aufgrund eines sich radiologisch paravetrebral auf Hilushöhe befindlichen abgekapselten Restbefundes in Lokalanästhesie erfolgreich eine Rethorakoskopie durchgeführt.

In 9 von 15 Fällen gelang somit die Therapie dieser ernsthaften Erkrankung unter Umgehung einer Thorakotomie. Die Eingriffe dauerten zwischen 15 und 90 min (Mittel: 55 min). Intraoperative Komplikationen traten nicht auf, Blutersatz wurde nicht gebraucht. Alle Patienten konnten unmittelbar postoperativ extubiert werden.

12.4 Schlußfolgerungen

In der exsudativen bis frühen fibrinopurulenten Phase eines Empyems kann ein thorakoskopischer Eingriff das weitere Fortschreiten der Erkrankung verhindern. Lokulationen können unter Sicht eröffnet und abgesaugt, und Adhäsionen können zerstört werden. Im Gegensatz zur Arbeitsgruppe um Braimbridge [80, 140, 145] sind wir allerdings der Überzeugung, daß dazu anstelle eines singulären, 3 Zugänge wichtig sind, um unter endoskopischer Sichtkontrolle und Assistenz operieren zu können. Kaiser [95] erfüllt die Bedingung der Sichtpräparation durch die Verwendung eines Mediastinoskops eher, da dessen Durchmesser das Einführen von Instrumenten und die gleichzeitige optische Überprüfung gestattet. Durch den Eingriff wird die Pleurahöhle als einkammeriger Raum wiederhergestellt, die Durchführung einer Lavage und die Einrichtung eines suffizienten Drainagesystems am tiefsten Punkt werden ermöglicht [124, 181].

In der späten fibrinopurulenten Phase können mit Hilfe eines Shavers verschwartete Bezirke − vorab in den Recessus − evakuiert und beginnende Fibrinablagerungen auf den beiden Pleurablättern mit Hilfe des Dissektors entfernt werden. Ist letzteres nicht möglich, muß unserer Erfahrung nach trotz freier Pleurahöhle eine offene Frühdekortikation vorgenommen werden, da auch bei besiegtem Infektionsprozeß mit sterilisiertem Pleuraraum eine Entfaltung der gefangenen Lunge nicht mehr möglich ist (Abb. 42). Technisch stellt die Lungendekortikation an der kollabierten Lunge, wie sie zur Durchführung der Thorakoskopie benötigt wird, ein bisher ungelöstes Problem dar. Die Möglichkeit, viszerale Schwarten durch Überdruck zu sprengen, wie dies von einzelnen Autoren angegeben wird [74, 80, 95] gelang bei unseren Patienten auch bei einem Plateaudruck um 50 mm Hg nicht.

Die thorakoskopische Behandlung des Pleuraempyems darf als erfolgversprechender Ansatz bezeichnet werden. Technisch-instrumentell bewegt sich das Procedere noch im Bereich klinischer Forschung. Sofortige Fortschritte in der endoskopischen Behandlung dieser ernsten Erkrankung könnten erzielt werden, wenn die erstbehandelnden Ärzte von der Möglichkeit minimal invasiver Techniken Kenntnis nehmen und ihre Patienten in einem frühen Stadium der Thorakoskopie zuführen würden. Oft finden sich schon 2 Wochen nach Einsetzen der Symptomatik bereits organisierte pleurale Verhältnisse [4, 136].

13 Bronchopleurale Fisteln

13.1 Allgemeines

Initialer postoperativer Luftverlust nach lungenresezierenden Eingriffen über die Drainagen kommt häufig vor und ist bei geringer Quantität in den ersten Tagen von untergeordneter klinischer Bedeutung. Meistens sind leckende Nahtreihen im Bereich durchtrennter Parenchymbrücken oder umschriebene iatrogen verursachte Läsionen der Pleura visceralis die Ursache.

Immer jedoch muß auch eine bronchopleurale Insuffizienz in Erwägung gezogen werden. Jede bronchopleurale Fistel ist infektgefährdet, und die Pleurahöhle muß als potentiell kontaminiert beurteilt werden. Ein Leck stellt zusätzlich ein Risiko zur Bildung eines intrathorakalen Totraums mit gefangener Restlunge dar. Klinisch bedeutsame bronchopleurale Fisteln als Komplikation vorangegangener Lungenoperationen infolge Ischämie (Denudation des Stumpfes), Nahtinsuffizienz und Frühinfekt sind deshalb in der Thoraxchirurgie ein ernstes Problem.

Mit der Thorakoskopie bieten sich bis heute wenig ausgeschöpfte Möglichkeiten an, eine postoperative Leckage unter geringer Patientenbelastung frühzeitig diagnostisch zu lokalisieren und je nach Befund zu behandeln.

13.2 Operatives Vorgehen

Die Wahl der Anästhesie hängt vom Allgemeinzustand des Patienten und seiner respiratorischen Situation, vom Ausmaß der Fistel und vom verstrichenen Zeitraum seit der verantwortlichen Operation ab. Sind nur wenige Tage seit dem Lungeneingriff verstrichen, weist der Patient keine ernsthaften Infektzeichen auf und lassen entweichende Luftmenge sowie radiologische Kontrollen auf einen umschriebenen Prozeß ohne ausgedehnten Totraum schließen, ist ein Vorgehen in Lokalanästhesie und Rückenlage statthaft. Im Zweifelsfalle ist die Intubationsnarkose und Seitenlagerung vorzuziehen. Die Zugänge werden aufgrund der vermuteten Leckregion unter Berücksichtigung der Thorakotomienarbe gewählt. Zwischen Lungenparenchym und Thoraxinnenwand sind im Inzisionsbereich bereits wenige Tage nach Thorakotomie innige Adhäsionen in Form eines breiten Bandes vorhanden. Diese können bei Lösen der Verklebungen aus dem Interkostalraum bluten.

Befindet sich das Leck im Oberlappenbereich, eignen sich als Zugänge die Interkostalräume 3–6. Für die Exploration des Mitteil- und Unterlappenbereiches sind der 4. bis 8. Interkostalraum günstiger. Bei der Benützung der basalen Zwischenrippenräume ist auf postoperative Verklebungen zwischen der Pleura costalis und dem Diaphragma speziell zu achten (s. Abschn. 3.9).

Nach vorsichtiger Insufflation von ca. 300 ml CO_2 durch die Verres-Nadel wird der 1. Trokar eingeführt. Die weitere Gasinsufflation erfolgt unter Sicht, ebenso die Anlage des 2. Zuganges. Bei einem Insufflationsdruck über 10 mm Hg und/oder zögerndem Flow wird auf die ungezielte Gasinsufflation verzichtet und die 1. Inzision transthorakal mit der Schere geschaffen.

Bei radiologisch bereits präoperativ festgestelltem Totraum soll der 1. Trokar ohne vorangehende Gasinsufflation in diese Höhle eingeführt und eine Exploration mit der 0°-Optik angeschlossen werden. Mit dem Taststab wird über einen Zweitzugang die Präparation begonnen und vorsichtig Raum geschaffen. In den ersten postoperativen Tagen ist das Lösen der flächigen Verklebungen, mit Ausnahme derjenigen im Thorakotomiebereich, mühelos und unter geringer Blutungsgefahr möglich.

Die Nahtstellen des Bronchusstumpfes und der Parenchymbrücken werden mit dem Teleskop eingestellt und geprüft. Mit Hilfe des fließenden Wasserstrahls und gleichzeitig kurzfristiger Beatmung dieser Lungenseite kann damit ein Leck nachgewiesen werden. Ist dies der Fall, wird aus dem Fistelbereich Material zur histologischen, zytologischen und bakteriologischen Untersuchung gewonnen.

Ist die Umgebung des Lecks endoskopisch von inspektorisch vitalem Gewebe umgeben, wird ein Abdichtungsversuch unternommen. Dies geschieht je nach Situs und Leckgröße durch Fibrin (1–2 ml, schnellwirkende Komponenten) oder durch eine Endonaht (Prolen, Ethicon). Ist die unmittelbare Umgebung aspektmäßig avital, wird ein Débridement (Sauger, Schere, Stanze) durchgeführt, wobei an die eng benachbarten Pulmonalgefäße gedacht werden muß. Läßt sich dadurch vitales Parenchym anfrischen, erfolgt jetzt ein Verschlußversuch. Nach Überprüfung der operativen Korrektur wird der Eingriff nach Drainageeinrichtung standardmäßig beendet.

13.3 Eigene Erfahrungen

Tabelle 14 dokumentiert unsere bisherigen Erfahrungen. Bei 8 der 11 Patienten konnten dichte Verhältnisse mit nachfolgend infektfreier Abheilung geschaffen werden. 3mal war bei größerem Totraum und infiziertem Parenchymrand eine thorakoskopische Intervention technisch nicht möglich. Eine gefange Lunge (Abb. 42) ist mit den gegenwärtigen technischen Möglichkeiten gemäß unserer Erfahrung thorakoskopisch nicht zu dekortizieren (vgl. Abschn. 12). Deuten klinische, radiologische und labormäßige Parameter im postoperativen Verlauf auf eine infizierte bronchopulmonale Fistel hin, scheint derzeit eine therapeutische Thorakoskopie ebenfalls wenig erfolgversprechend, da größere nekrotische Bezirke in der Umgebung der Fistel endoskopisch nicht radikal zu debridieren sind.

13.4 Schlußfolgerungen

Bronchopleurale Fisteln, speziell größere zentrale Fisteln nach Lobektomie oder Pneumonektomie, stellen eine ernste thoraxchirurgische Komplikation dar. Ihre Inzidenz liegt zwischen 2 und 4% [105, 119, 135]. Neben der operativen Sanierung der Fistel mittels Deckung durch Perikard, durch Muskellappenplastiken oder Verwendung des Omentum majus [15, 72, 127, 128, 171], wurde in den letzten Jahren auch

Tabelle 14. Bronchopleurale Fisteln (n = 11) (*ARDS* Acute Respiratory Distress Syndrome)

Patienten (Männer) Alter (Jahre)	Diagnose	Postoperativer Zeitpunkt (Tage)	Befund	Technik	Resultate
43	ARDS, beatmeter Patient mit Barotrauma	7	Parenchymleck Fibrinbeläge	Intraparenchymale Fibrininjektion	Dichte Lunge
64	Bronchuskarzinom, Status nach Bilobektomie	11	Leckender Segmentbronchus	Fibrininjektion	Dicht
76	Bronchuskarzinom, Status nach Lobektomie	14	Parenchymleck, gefangene Restlunge, Totraum	Débridement, Fibrindispersion	3 Tage dicht, Dekortikation wegen neuer Leckage
52	Palliative Lobektomie bei zerfallendem Karzinom	14	Gefangene Restlunge, Empyemhöhle, Parenchymleck	Débridement, Fibrininjektion, Thoraxwandfenestrierung	Dicht, Abheilung
68	Non-Hodgin-Lymphom peristierender iatrogener Pneumothorax	14	Parenchymleck, matschige Umgebung	Débridement, Fibrininjektion	Dicht
76	Status nach AC-Bypass, beatmeter Patient mit Barotrauma	5	Bullöse Lunge, Leck nicht darstellbar	Pleurektomie	Dicht nach 12 h
59	Bronchuskarzinom, Status nach Lobektomie	10	Parenchymleck, gefangene Restlunge, Totraum	Thorakotomie	Dekortikation
77	Bronchuskarzinom, Status nach Lobektomie	10	Fistelnder Bronchusstumpf	Anfrischung, Fibrininjektion	Dicht
66	Bronchuskarzinom, Status nach Lobektomie Obliterierter Pleuraraum	12	Parenchymleck	Fibrininjektion	Dicht
59	Offen dekortizierte Lunge	14	Verletzter Segmentbronchus	Fibrinblock	2 Tage dicht, offene Übernähung
35	Empyem bei floridor TBC	Zuvor keine Operation	Parenchymleck, Empyem	Thorakotomie	Dekortikation

über bronchoskopische Verfahren im Tierversuch und in der klinischen Anwendung berichtet. Dabei wurden bronchopleurale Fisteln mit Fibrinkleber allein oder in Kombination mit einem dekalzifizierten Spongiosablock behandelt [59, 91, 135, 178]. Der thoraskopische Zugang zur Suche und Therapie bronchopleuraler Fisteln wurde bis heute wenig beschrieben. Es liegen Berichte über den diagnostischen Einsatz der Thorakoskopie [36, 70] sowie

Kasuistiken über die thorakoskopische Behandlung von Fisteln durch Fibrininstillation [21, 170], durch Talkinstillation [165] und mit dem YAG-Laser [21, 67] vor.

Eine eingehende Wertung des thorakoskopischen Verfahrens, aber auch ein Vergleich mit bronchoskopischen Techniken ist verfrüht. Mit der Weiterentwicklung geeigneter Instrumente dürfte die thorakoskopische Beurteilung einer Fistel, ihre Anfrischung und ein Neuverschluß − je nach Kaliber durch Fibrin- oder Talkklebung, Naht oder Klammergerät − v.a. beim geschwächten Patienten bald eine vielversprechende Alternative zum offenen chirurgischen Vorgehen darstellen. Wichtig dürfte es allerdings sein, Fisteln schon dann anzugehen, wenn sich noch keine klinischen Symptome einer massiven Bronchusstumpfinsuffizienz zeigen und Hinweise für die Bildung eines Pleuraempyems fehlen. Bei der geringen Invasivität des Eingriffes erachten wir dessen Einsatz nach einer Wartezeit von 5−7 Tagen als gerechtfertigt und aufgrund der intrapleuralen Verhältnisse mit noch geringfügigen Verklebungen als technisch erfolgversprechend.

14 Sympathektomie

14.1 Allgemeines

Arterielle Gefäße in einem Endstromgebiet, wie es die Fingerarterien darstellen, sind der rekonstruktiven Chirurgie nicht zugänglich. Das primäre und das sekundäre Raynaud-Syndrom müssen bei erfolgloser konservativer Therapie deshalb anderweitig therapeutisch angegangen werden. Eine Möglichkeit stellt die thorakale Sympathektomie dar. Auch die Hyperhidrose der Hände oder der Axilla bei rezidivierenden Schweißdrüsenabszessen stellt eine Indikation zur thorakalen Sympathektomie dar. Für die Innervation der Hand sind die Sympathikusganglien 2–5, für die Axilla das 3. Ganglion verantwortlich. Der Eingriff kann unter Umgehung einer Thorakotomie endoskopisch durchgeführt werden.

14.2 Operatives Vorgehen

Seitenlage, Doppellumenintubation, 3 Standardzugänge. Wird beidseitig anläßlich der gleichen Narkose operiert, erfolgt die Lagerung entsprechend Abb. 43.

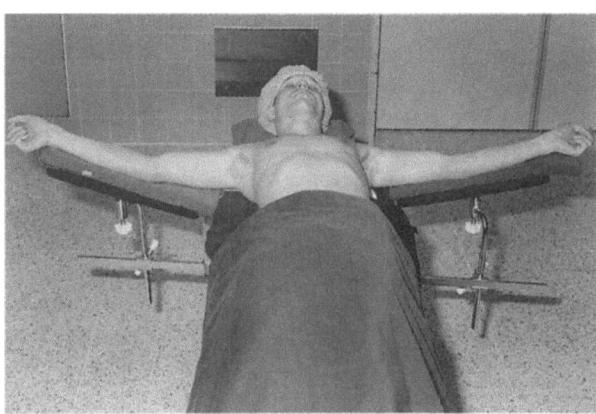

Abb. 43. Lagerung bei gleichzeitig auf beiden Seiten durchgeführter thorakaler Sympathektomie

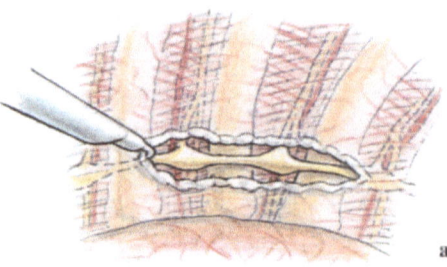
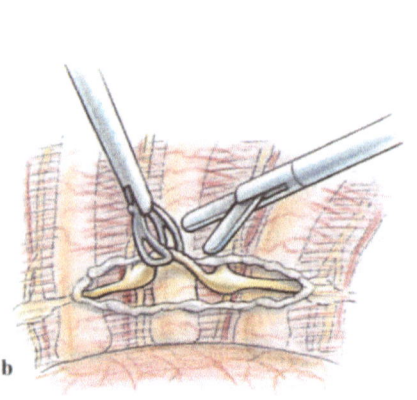
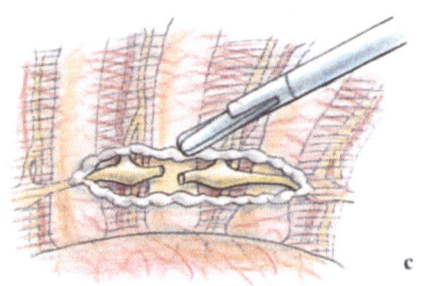

Der sympathische Grenzstrang verläuft beidseits identisch etwas lateral auf den Rippenköpfchen von kranial nach kaudal (vgl. Abb. 1 und 4). Ist er aufgrund vermehrter subpleuralen Fettes nicht sichtbar, kann er mit dem Taststab als derb-elastische Kordel palpiert und hin und her geschoben werden. Nach Definition der 2. Rippe – die 1. ist am Dach der Thoraxapertur sichtbar – werden die Rippen 2–5 abgezählt. Wird in Rückenlage operiert, wird die Lunge mit der Faßzange weggehalten, in Seitenlage fällt sie von selbst aus dem Blickfeld. Zuerst wird die Pleura parietalis durch Anheben mit der Koagulationssonde inzidiert (Abb. 44a). Anschließend wird der Grenzstrang dargestellt und zwischen den Ganglien vorsichtig von der Unterlage abgehoben (Abb. 44b). Nach genauer Definition der zu resezierenden Ganglien werden diese mitsamt ihren Verbindungen zu den Interkostalnerven (Rr. communicantes) mit der monopolaren Koagulationssonde oder aber mit der Schere durchtrennt (Abb. 44c). Dabei ist darauf zu achten, daß es nicht zur Schädigung der Interkostalnerven kommt. Unangenehme Dysästhesien sind

Abb. 44. a Inzision der Pleura über dem Grenzstrang. **b** Anheben des Grenzstrangs. **c** Durchtrennen des Grenzstrangs. Anschließend Exzision der Ganglien unter Durchtrennung der Verbindungen zu den Interkostalnerven (Rr. communicantes)

sonst die Folgen (s. Abschn. 4). Ebenfalls muß auf die den Grenzstrang überquerenden Venen acht gegeben werden. Sie sind v.a. auf der rechten Seite, wo sie vor ihrer Mündung in die V. azygos einen Confluens bilden, recht kalibergroß. Ihre Verletzung ist endoskopisch schwierig zu stillen. Eine Koagulation ist aufgrund ihrer Wandbeschaffenheit beinahe unmöglich, und die Applikation eines Clips oder einer Naht ist wegen ihrer zentralen anatomischen Lage ebenfalls schwierig. Im Zweifelsfall muß bei einer mündungsnahen stärkeren Blutung die Lunge als tamponierende Maßnahme deshalb gebläht und eine transaxilläre Thorakotomie zur offenen Blutungskontrolle durchgeführt werden. Der resezierte Grenzstranganteil wird zur histologischen Verifizierung aufbewahrt und der Eingriff nach Schema beendigt. Unmittelbar postoperativ sollte eine warme, trockene und hyperämisierte Hand sichtbarer Ausdruck einer effektiven Sympathektomie sein.

14.3 Eigene Erfahrungen

13 Patienten, 6 Frauen und 7 Männer, von 25−74 Jahre alt (Mittel: 41,6 Jahre) wurden operiert, davon 3 Patienten beidseits. Indikationen, Operations-, Drainage- und Hospitalisationsdauer sowie Komplikationen sind aus Tabelle 15 zu ersehen.

Der Sympathektomie ging − außer beim Vorliegen einer Hyperhidrose − in den Fällen mit Durchblutungsstörungen zur Diagnosesicherung die in Tabelle 16 aufgeführten angiologischen Abklärungen voraus.

14.4 Schlußfolgerungen

Besteht eine Indikation zur Durchführung einer thorakalen Sympathektomie, kann diese schonungsvoll und ohne Aufwand thorakoskopisch durchgeführt werden. Eine Thorakotomie ist nur noch bei vollständig obliterierter Pleurahöhle indiziert. Während bei den übrigen thorakoskopischen Eingriffen Langzeitergebnisse ausstehen, haben Wittmoser [188−192] und Wepf [46] seit langem die Effizienz und Komplikationsarmut der thorakoskopischen

Tabelle 15. Thorakoskopische Sympathektomie (n = 13 Patienten; 16 Sympathektomien)

Patient	Alter (Jahre)	Indikation	Operationszeit (min)	Drainagedauer (h)	Postoperative Hospitalisation (Tage)	Komplikationen	Sympathektomieeffekt
Männlich	55	Kritische Ischämie, Digitus IV bei A.-ulnaris-Verschluß	45	25	4	Keine	++
Männlich	47	Raynaud-Symptomatik bei Hypothenar-Hammer-Syndrom	50	24	4	Keine	++
Männlich	25	Posttraumatische Raynaud-Symptomatik	40	24	1	Keine	++
Männlich	55	Mikroembolien bei Aneurysma spurium, A. subclavia	30	24	2	Keine	++
Männlich	29	Hyperhidrose beidseits	35 rechts 30 links	24 24	2	Keine Keine	++ ++
Männlich	40	Mikroembolien bei Aneurysma spurium, A. subclavia	65	48	11	Thorakotomie wegen blutender Interkostalvene	'
Männlich	52	Raynaud-Syndrom	40	Kein Drain	3	Abbruch wegen obliteriertem Pleuraraum	–
Weiblich	74	Kritische Ischämie unklarer Ursache	40	24	3	Keine	+
Weiblich	49	Mikroangiopathie bei Diabetes mellitus	40	1	2	Keine	+
Weiblich	32	Hyperhidrose mit rezidivierender Hidradenitis suppurativa beidseits	30 rechts 30 links	24 24	1	Keine Keine	++ ++
Weiblich	46	Jatrogen bedingte kritische Ischämie nach Embolisation einer AV-Mißbildung	30	24	3	Keine	++
Weiblich	29	Sklerodermie	50	24	2	Keine	++
Weiblich	29	Sklerodermie	35	48	3	Keine	++
Weiblich	43	Ergotismus	25	24	2	Keine	++

Tabelle 16. Präoperative Abklärung bei geplanter thorakoskopischer Sympathektomie

Anamnese und klinische Untersuchung
Kälteexpositionstest
Verschlußdruckmessung an allen 4 Extremitäten
Zehnfingeroszillogramm
Kapillarmikroskopie
Laboruntersuchungen:
 Weiße und rote Blutreihe
 Blutsenkungsreaktion
 Antinukleäre Antikörper
 Rheumafaktoren
Konventionelle Röntgenaufnahme der betroffenen Hand in 2 Ebenen
Bei Verdacht auf Vorliegen einer Mikroangiopathie:
 digitalisierte, intraarterielle Subtraktionsangiographie

Sympathektomie an vielen hundert Patienten bewiesen. Bei entsprechender Erfahrung und mit dem Einverständnis des Patienten kann der Eingriff ohne Inkaufnahme unverhältnismäßiger Risiken auch ambulant durchgeführt werden [46]. Mögliche intraoperative Gefahren und Komplikationen, wie Verletzungen von Interkostalgefäßen oder -nerven oder eine Schädigung des Ganglion stellatum mit konsekutivem Horner-Syndrom sind durch Sorgfalt und mit entsprechender Schulung zu vermeiden.

14.5 Andere Methoden

Als Alternative zur chirurgischen Sympathikusresektion wird von Toomes u. Linder [163] eine flächenhafte Koagulation der pleuralen Areale im Bereich der Ganglien 2−4 angegeben. Pneumologen führen mittels Instillation sklerosierender Agenzien in den subpleuralen Raum neben den Nerven eine Sympathikolyse durch. Dazu sind nur 2 Inzisionen notwendig, und der Eingriff wird in lokaler Infiltrationsanästhesie, kombiniert mit i.v.-Sedation, durchgeführt [65, 66].

15 Zysten- und Tumorresektion im Thoraxraum

15.1 Extrathorakale Tumoren

Einführung
Eine zufällig entdeckte Verschattung im Thoraxröntgenbild ist für den Arzt und den Patienten auch dann Anlaß zur Beunruhigung, wenn Lokalisation, Form und Ausdehnung des Befundes eine benigne Läsion als wahrscheinlich erscheinen lassen. Ist retrospektiv oder im weiteren Verlauf eine Größenzunahme feststellbar, wird deshalb oft nicht nur eine bioptische Verifizierung, sondern auch eine Resektion des Prozesses angestrebt. Die chirurgische Thorakoskopie bietet sich dazu als definitives Behandlungsverfahren an, welches über eine bioptische Diagnosesicherung hinaus die definitive Resektion und Evakuation gestattet.

Operatives Vorgehen
Seitenlage, Doppellumenintubation. Die Zugänge werden radiologisch präliminär in Beziehung zur Lage des Befundes festgelegt. Dazu eignet sich in erster Linie die Computertomographie (Abb. 45a). Auf die initiale optische Übersicht erfolgt die Palpation mit dem Taststab, um die Größe, Konsistenz und Beweglichkeit des Befundes auf der Unterlage feststellen zu können (Abb. 45b).

Mittels Inzision der Pleura mit dem Koagulationshacken (Abb. 45c) wird mit der Resektion begonnen. Für die Durchblutung verantwortliche Gefäße werden koaguliert oder mit einem Clip versehen (Abb. 45d).

Um eine etwaige Tumorkontamination der Thoraxwand zu vermeiden, erfolgt die Evakuation obligatorisch in einem Plastiksack. Während sich die Interkostalmuskulatur meistens auseinanderdrängen läßt, ist eine gezielte Erweiterung der Hautinzision je nach Größe des Resektates notwendig. Nach Spü-

Extrathorakale Tumoren

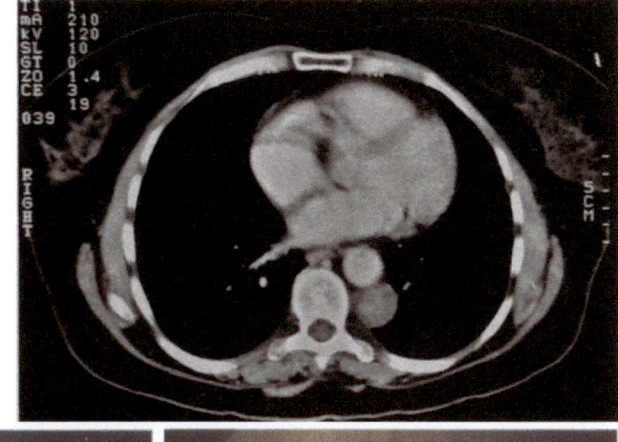

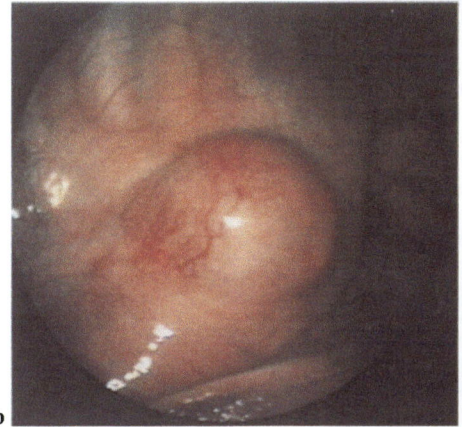

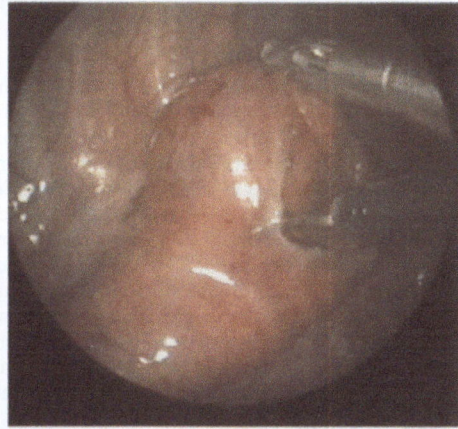

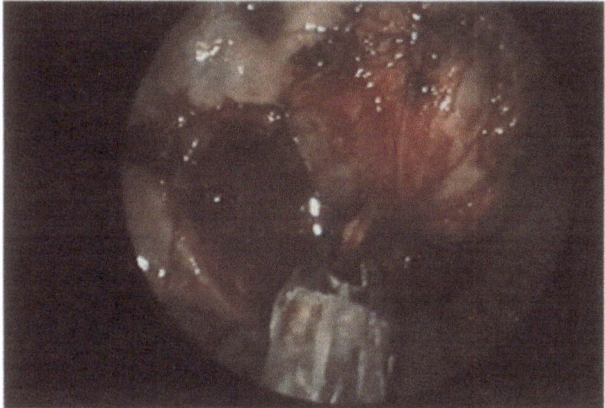

Abb. 45. a Intrathorakales Neurinom bei Morbus Recklinghausen, paravertebral hinter der Aorta gelegen. **b** Das Neurinom (Durchmesser 3,5 cm) reitet auf der Aorta. Bei 11 Uhr ist die 8. Rippe sichtbar. **c** Zur Befreiung des Neurinoms wird die parietale Pleura mit dem Koagulationshacken inzidiert. **d** Das von der Umgebung befreite Neurinom hängt einzig noch am Gefäß-Nerven-Stiel, welcher vor der Durchtrennung mit einem Clip versorgt wird

lung des Operationsfeldes und genauer Blutstillungskontrolle wird der Eingriff auf übliche Art beendigt.

Eigene Erfahrungen

Intrathorakales Neurinom (Abb. 45a–d): Eine 57jährige Patientin mit bekanntem M. Recklinghausen wurde wegen thorakaler Schmerzen in die Neurochirurgische Universitätsklinik in Bern eingewiesen. Die Abklärungen ergaben als Ursache für segmentförmig ausstrahlende Dysästhesien ein intrathorakales Neurinom, auf Höhe Th 8. Die Indikation zur Resektion wurde aufgrund der Schmerzsymptomatik und zum diagnostischen Ausschluß einer malignen Entartung des wahrscheinlichen Neurinoms gestellt. Der Eingriff dauerte 60 min die Drainage konnte 24 h nach dem Eingriff gezogen werden. 4 Tage später wurde die Patientin schmerzfrei nach Hause entlassen.

Intrathorakales Lipom [55]: Bei einer 45jährigen adipösen Patientin wurde vor 5 Jahren als Zufallsbefund im Thoraxröntgenbild eine linksseitige, wandständige Verschattung entdeckt (Abb. 46a). Die Computertomographie führte zur Vermutungsdiagnose eines Lipoms, ausgehend von der Pleura parietalis (Abb. 46b). Wegen deutlicher Größenzunahme des Befundes und bei zusätzlich frisch aufgetretenem Hustenreiz wurde uns die Patientin zur Resektion des Tumors zugewiesen.

Die bei Eintritt durchgeführte Thoraxaufnahme bestätigte das Vorliegen eines wahrscheinlich benignen pleuralen Tumors. Der Reizhusten wurde nach entsprechenden Abklärungen als Asthmaäquivalent und nicht in Zusammenhang mit dem pleuralen Befund interpretiert. Die thorakoskopische Exploration zeigte das erwartete Lipom (Abb. 46c). Problemlos konnte der Tumor in toto exzidiert werden. Histologisch wurde die Benignität des Lipoms bestätigt. Die intraoperativ eingelegte Thoraxdrainage wurde am 1. postoperativen Tag entfernt. Nach zusätzlichen pneumologischen Abklärungen erfolgte die Entlassung nach 6 Tagen.

Schlußfolgerungen

Intrathorakale Zysten und Tumoren stellen für minimal invasive Techniken ein dankbares Betätigungsfeld dar. 1985 wurde die Thorakoskopie von Faurschou anhand von 7 Fällen als diagnostische Möglichkeit zur Beurteilung von Brustwandprozessen beschrieben [50]. Greschuchna veröffentlichte 1989 analog eine weitere Übersicht [62]. Im Thorakoskopie-Atlas von Brandt u. Loddenkemper [26, 27] findet sich eine Aufzählung über die erfolgreiche Entleerung und Verödung intrathorakaler Zysten [23, 77, 96, 112, 137, 155, 161]. Erst kürzlich wurde zudem die erfolgreiche videothorakoskopische

Extrathorakale Tumoren

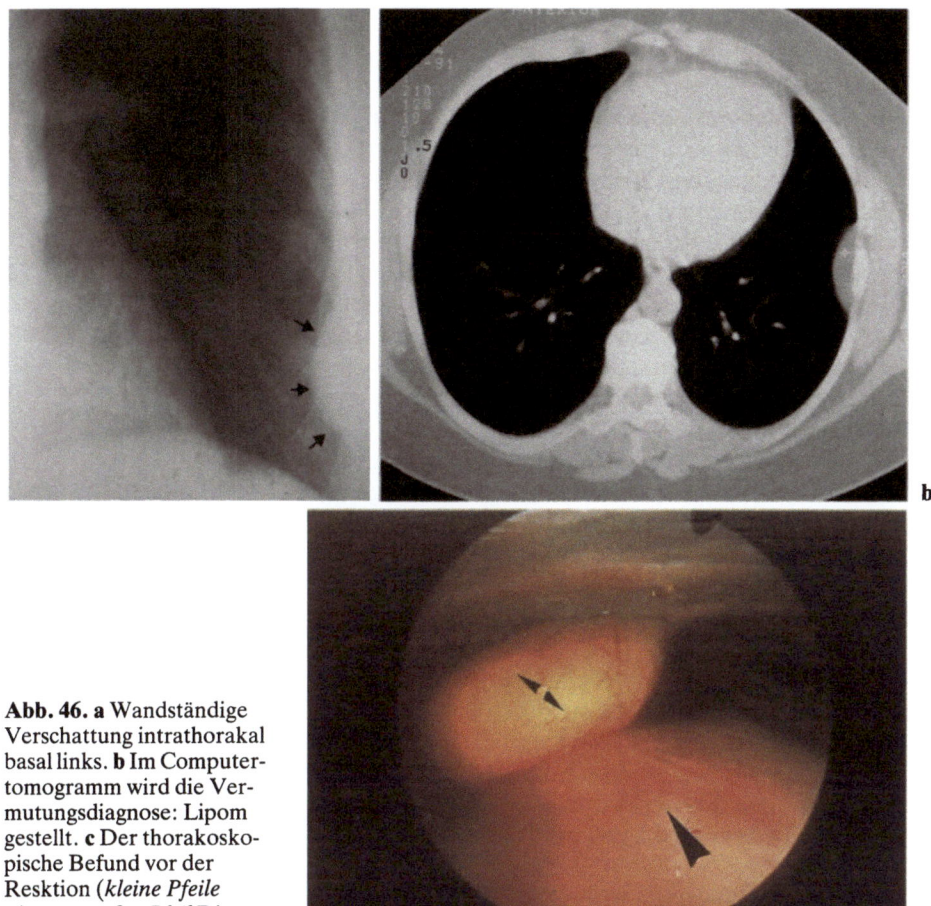

Abb. 46. a Wandständige Verschattung intrathorakal basal links. **b** Im Computertomogramm wird die Vermutungsdiagnose: Lipom gestellt. **c** Der thorakoskopische Befund vor der Resektion (*kleine Pfeile* Lipom, *großer Pfeil* Diaphragma)

Resektion einer bronchogenen Zyste beschrieben [122].

Unser Vorgehen richtet sich nach der vermuteten Dignität des Befundes bzw. den gebräuchlichen onkologischen Richtlinien. Bei Malignitätsverdacht wird das im Plastiksack entnommene Präparat zur Schnellschnittuntersuchung eingesandt. Bestätigt sich diese Annahme, wird der Umstieg zur offenen Operation vorgenommen, wenn dies onkologisch sinnvoll und vom respiratorischen Risiko her vertretbar ist.

15.2 Intrapulmonale Tumoren

Einleitung
Mit Hilfe der momentan verfügbaren Instrumente und Techniken (Ligaturen, Klammernahtgerät, scharfe Parenchympräparation mit anschließender Fibrinverklebung) ist es möglich, großzügige Lungenbiopsien zu entnehmen. Für peripher gelegene Rundherde, welche mittels vorhandener nicht-invasiver Diagnosetechniken zytologisch oder histologisch nicht konklusiv beurteilt werden können, steht deshalb mit der Thorakoskopie ein taugliches Verfahren zur Diagnosesicherung zur Verfügung (vgl. Abschn. 8).

Dies ist beim Bronchuskarzinom bei ungefähr 20–25% der Patienten der Fall, wo eine Diagnosesicherung trotz der vielfältig vorhandenen Möglichkeiten (transbronchiale oder perkutane Feinnadelpunktion, Bürstenzytologie, Sputumzytologie etc.) ohne Thorakotomie nicht möglich ist [157].

Nach präoperativer Lokalisation des Tumors im Computertomogramm kann bei peripherer Lage in diesem Fall die Thorakotomie durch eine Thorakoskopie ersetzt und der Befund mittels Keilresektion entnommen werden. Dieser Eingriff darf bei sparsamer peritumoröser Parenchymresektion auch Patienten mit beeinträchtigten pulmonalen und kardialen Funktionen zugemutet werden. In unserer Serie von über 250 Patienten, wobei 23% älter als 65 Jahre waren, konnten alle unmittelbar nach dem Eingriff extubiert werden.

Auch bei gesicherter histologischer Diagnose kann bei Tumorpatienten in 3–25% [1, 147, 157] die Nichtresektabilität erst anläßlich der Thorakotomie festgestellt werden: Eine kleinknotige pleurale Tumoraussaat, die Tumorinfiltration in umgebende Strukturen wie V. cava, Ösophagus, Wirbelkörper etc. (vgl. Abb. 1 und 4) ist mit bildgebendem Verfahren nicht in jedem Falle festzustellen. Diese Patienten können von einer diagnostischen Thorakoskopie profitieren, welche einer geplanten Thorakotomie in der gleichen Narkose vorausgeht.

Verbietet sich eine Thorakotomie aus atemphysiologischen Gründen und liegt der solitäre Tumor peripher, sollte die thorakoskopische Wedge-resection bei computertomographisch unauffälligem

Mediastinum (klinische T1N0M0-Patienten) als therapeutische Möglichkeit eingesetzt und prospektiv evaluiert werden. Arbeiten über Keilresektionen zur Entfernung eines Bronchuskarzinoms via Thorakotomie, welche zum Vergleich herangezogen werden könnten, existieren unseres Wissens nur vereinzelt [47].

Operative Technik

Das operative Vorgehen ist mit der Lungenkeilresektion (s. Abschn. 9) identisch. Die Zugänge werden präliminär mit Hilfe der Computertomograhpie in Beziehung zum pathologischen Befund festgelegt. Die Befreiung des Lig. pulmonale und damit die Mobilisierung der Lunge in den basalen Abschnitten ist thorakoskopisch problemlos möglich. Intraoperativ muß darauf geachtet werden, daß der Tumor im Keilresektat allseits von gesundem Lungenparenchym umgeben ist (Abb. 47 c, d). Die Evakuation erfolgt obligatorisch im Plastiksack. Ein Schnellschnitt muß die lokal radikale Exzision bestätigen. Sind diese Bedingungen erfüllt, erfolgt die Beendigung des Eingriffs nach üblicher Art.

Eigene Erfahrungen

Fallbericht 1: Bei einer Patientin wurde anläßlich eines Klinikaufenthaltes zur Pflege venös bedingter Ulzera ein peripherer Lungentumor im laterobasalen Segment des rechten Unterlappens festgestellt (Abb. 47a, b). Die begleitende Lungenfunktionsprüfung ergab bei der adipösen Patientin ein prohibitives Thorakotomierisiko. Aus diesem Grunde entschloß man sich ohne computertomographisch verdächtigen mediastinalen Lymphknoten zur Resektion des Tumors auf thorakoskopischem Wege. Das Operationspräparat konnte makro- und mikroskopisch im Gesunden entnommen werden (Abb. 47c, d). Der postoperative Verlauf gestaltete sich komplikationslos. Die Rückverlegung auf die dermatologische Abteilung zur weiteren Ulkuspflege erfolgte 4 Tage postoperativ.

Fallbericht 2: Ein rasch wachsender Lungenrundherd im anterioren und superioren Lingulasegment des linken Oberlappens wurde bei einem 38jährigen Patienten diagnostisch ergebnislos bronchoskopiert und unter CT-Steuerung feinnadelbiopsiert. Aufgrund der kurzen Anamnese und der raschen Größenprogredienz des Tumors war ein kleinzelliges Bronchuskarzinom differentialdiagnostisch nicht auszuschließen. Die intraoperative Schnellschnittuntersuchung des thorakoskopisch im Gesunden entnommenen Tumors ergab die Diagnose eines

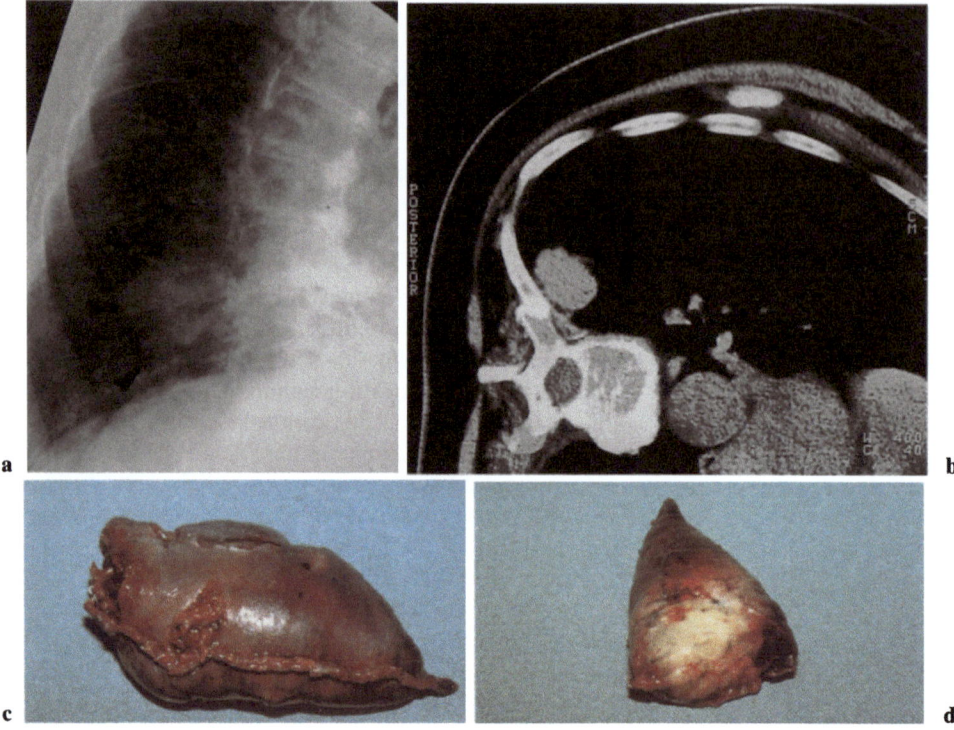

wenig differenzierten Plattenepithelkarzinoms, weshalb der Eingriff nicht abgebrochen, sondern eine Oberlappenlobektomie und eine formale mediastinale Lymphknotendissektion angeschlossen wurde. Letztere bestätigte histologisch die präoperative computertomographische Stadieneinteilung in T1M0N0.

Fallbericht 3: Ein 74jähriger Patient litt unter bilateralen Tumoren. Der zentral sitzende Tumor links wurde als Plattenepithelkarzinom diagnostiziert. Der solitäre, periphere Tumor rechts im laterobasalen Segment des Unterlappens war einer Feinnadelpunktion aufgrund seines geringen Durchmessers (<1 cm) nicht zugänglich, so daß eine thorakoskopische Resektion vorgenommen wurde. Der Tumor konnte nach 30minütiger intraoperativer Suche mit dem Taststab und der Parenchymzange ausfindig gemacht und im Gesunden reseziert werden. Es handelte sich ebenfalls um ein Plattenepithelkarzinom. 5 Tage später wurde beim Patienten auf der linken Seite eine Oberlappenresektion durchgeführt.

Abb. 47. a Paravertebral rechts findet sich in der ausgedrehten Röntgenaufnahme ein Rundherd. **b** Computertomographie desselben Befundes. **c** Der Tumor wird thorakoskopisch mit Hilfe des Staplers (Endo-GIA 30) reseziert. **d** Das aufgeschnittene Operationspräparat. Es handelt sich um ein Bronchuskarzinom (Plattenepithelkarzinom)

Fallbericht 4: Ein 78jähriger Patient wurde zur Hypertonieabklärung hospitalisiert. Anläßlich der Abklärung fand man im rechten Oberlappen einen Rundherd. Die transbronchiale Zytologie ergab ein Adenokarzinom. Bei fehlenden Hinweisen für das Vorliegen von Fernmetastasen wurde angesichts des fortgeschrittenen Alters die Indikation zur thorakoskopischen Resektion gestellt. Der Tumor konnte — makroskopisch in toto von gesundem Lungenparenchym umgeben — mittels einer thorakoskopischen Keilresektion reseziert werden. Bis auf eine Harnverhaltung gestaltete sich der postoperative Verlauf problemlos. Der Patient wurde 10 Tage nach dem Eingriff entlassen.

Schlußfolgerungen

Die Durchführung einer thorakoskopischen Lungenkeilresektion bedeutet eine wesentliche Erweiterung der diagnostischen Möglichkeiten in der Thoraxchirurgie und Pneumologie. Periphere Tumoren mit nicht konklusiver oder ausstehender zytologischer Beurteilung können auf diese Art und Weis in toto entnommen werden.

Der therapeutische Einsatz der thorakoskopischen Keilresektion ist bei Patienten mit prohibitiven Thorakotomierisiken und fehlenden Hinweisen für eine lokale, regionäre und systemische Metastasierung im kurativen Sinne erfolgversprechend, bedarf jedoch einer exakten prospektiven Evaluation.

Operationstechnisch stellt z.Z. die Lokalisation intrapulmonaler Tumoren mit kleinem Durchmesser, welche subpleural von einem Parenchymsaum umgeben sind, das Hauptproblem dar. Mittels ruhiger systematischer intraoperativer Palpation der Lunge in bequemer Haltung ließ sich nach vorgängiger Lokalisation im Computertomogramm bis dato jeder Befund identifizieren. Hier dürfte in naher Zukunft der endoskopischen Ultrasonographie eine bedeutende Rolle zukommen und gleichzeitig thorakoskopische Perspektiven in der Metastasenchirurgie eröffnen.

16 Perikardfenestration

16.1 Allgemeines

Die Behandlung des chronifizierenden Perikardergusses ist abhängig von der zugrundeliegenden Erkrankung und von der ergußbedingten Symptomatik. Der Sicherung der Dignität des Prozesses kommt im Hinblick auf die zu wählende Therapie entscheidende Bedeutung zu. Bei Nichtansprechen auf eine initial unter engmaschiger klinischer Kontrolle verabreichte antiinflammatorische Therapie mit nichtsteroidalen Medikamenten ist nach Ausschöpfung nichtinvasiver diagnostischer Methoden wie Elektrokardiographie und Echokardiogramm, der nächste diagnostische Schritt die echokardiographisch gesteuerte Punktion, bei negativem Ergebnis und/oder unklaren Resultaten von der subxiphoidalen offenen Biopsie gefolgt.

Die eingesetzte therapeutische Palette ist groß. Sie reicht von konservativen Konzepten über die Perikardiozentese [30], die thorakoskopische Perikardfensterung [175] und die offene, subxiphoidale Perikardiotomie bis zur radikalen Perikardektomie [106].

Die thorakoskopische Perikardfenestration stellt eine Möglichkeit dar, chronifizierende Perikardergüsse diagnostisch (Inspektion, Ergußgewinnung, gezielte Biopsieentnahme) und therapeutisch gleichzeitig anzugehen.

16.2 Operatives Vorgehen [86]

Seitenlage, Vollnarkose mit Doppellumentubus, 3 Standardinzisonen: Nach Anlage des Pneumothorax wird die diagnostische Rundumsicht im Thoraxraum vorgenommen und etwaige pathologische Befunde werden biopsiert. Die Perikardaußenseite wird inspiziert und der N. phrenicus identifiziert. je nach des-

Operatives Vorgehen

sen anatomischem Verlauf wird die Fenestration ventral oder dorsal davon geplant. Das Perikard wird mit einer atraumatischen Zange vorsichtig gefaßt und angehoben. Nach Inzision des Herzbeutels mit der Schere wird der Erguß vorsichtig abgesaugt und zur bakteriologischen, zytologischen und chemischen Untersuchung eingesandt. Das Ansaugen von Epikard ist zu vermeiden, um keine Herzrhythmusstörungen zu provozieren. Vereinzelte supraventrikuläre Extrasystolen durch Berührung des Herzens während des Eingriffes sind allerdings kaum zu verhindern. Nach Eröffnen des Perikards wird die Bildung eines Lappens in gewünschter Größe vorgenommen (Abb. 48). Die Fenestration wird mit einer genauen Blutstillungskontrolle abgeschlossen. Durch die angebrachte Öffnung kann die entsprechende Hälfte der Perikardhöhle mit dem abgewinkelten stumpfen Taststab vorsichtig ausgetastet und nach Adhäsionen abgesucht werden. Ebenso ist das Einführen des starren oder eines zusätzlichen flexiblen Endoskops zur Exploration des Perikardraums möglich. Beendigung des Eingriffs nach üblicher Art.

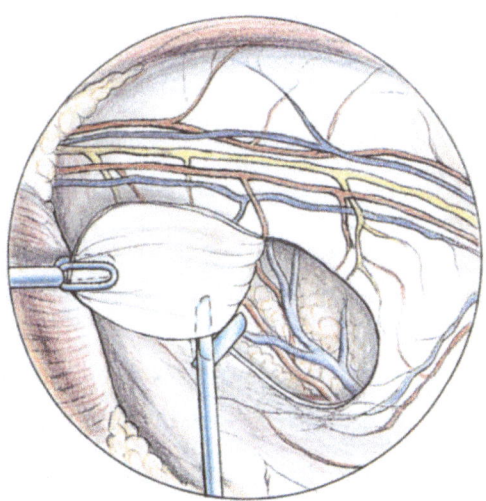

Abb. 48. Perikardfenestration

16.3 Eigene Erfahrungen

Fallbericht 1: Eine berufstätige 45jährige Frau wurde wegen Persistenz eines Perikardergusses und einer Perkardverdikkung bei seit 1980 bekannter Kardiomegalie unklarer Ätiologie zur diagnostischen und therapeutischen Perikardfenestration überwiesen. Intraoperativ wurden 300 ml Erguß (Zytologie und Bakterologie negativ) evakuiert und ein 4 × 4 cm großes Perikardfenster (Histologie: chronische Bindegewebevermehrung) angelegt. Der postoperative Verlauf gestaltete sich komplikationslos. Die Drainage konnte 24 h nach dem Eingriff bei entfalteter Lunge gezogen werden, die postoperative Hospitalisationsdauer betrug 3 Tage. 11 Monate später war die Patientin ohne Medikamente beschwerdefrei, die Herzsilhouette im Thoraxröntgenbild war altersentsprechend unauffällig und die Kontrollechokardiographie war normal.

Fallbericht 2: Bei einem 64jährigen Mann wurde 1984 nach Entdeckung eines Adenokarzinoms der Lunge links eine Oberlappenresektion durchgeführt. Am 9. April 1991 mußte ein Perikarderguß wegen akuter Herzbeuteltamponade notfallmäßig punktiert werden. Die Ergußzytologie ließ Adenokarzinomzellen finden, welche mit dem Lungenkarzinom von 1984 vereinbar waren. Wegen erneuter Ergußzunahme wurde am 1. Mai die thorakoskopische Perikardfenestrierung vorgenommen. Das präoperative Computertomogramm ließ eine Verdickung der Bronchialwände des linken Unterlappens, des Perikards sowie ausgedehnter Anteile der Pleura erkennen. Aufgrund der bestehenden Pleuraschwielen links wurde die palliative Perikardfenestration rechts durchgeführt. Intraoperativ wurden über 500 ml blutig tingierte Ergußflüssigkeit evakuiert. Über eine T-förmige Inzision wurde durch Entfernen von Perikardanteilen ein dreieckförmiges Fenster von ca. 5 × 4 × 4 cm Größe gebildet. Die postoperative Drainage verblieb für 24 h. Nach 4 Tagen erfolgte die Entlassung aus der Klinik. 2 Monate später war der Patient von seiten des Herzens beschwerdefrei und wies radiologisch keine Zeichen einer Kardiomegalie auf.

Fallbericht 3: Es handelte sich um einen 65jährigen Patienten mit rezidivierender Myoperikarditis, welche im Echokardiogramm liquide Areale aufwies. Zur Diagnosesicherung wurde eine linksseitige thorakoskopische Perikardbiopsie geplant. Die endoskopische Exploration zeigte eine synchrone Kinetik des Perikards mit der Herzaktion. Das verdichte Perikard ließ sich mit den Endoskopiezangen nicht fassen. Die daraufhin vorgenommene offene transthorakale Perimyokardbiopsie zeigte im einsehbaren Bereich einen vollständig obliterierten Perikardraum. Die histologische Aufarbeitung ergab als Diagnose eine unspezifische aktive fibrinöse Pericarditis constrictiva. 1 Monat später mußte wegen Hypokinesie des gefangenen rechten Ventrikels die offene Periepikardektomie durchgeführt werden.

16.4 Schlußfolgerungen

Der Zeitpunkt zur therapeutischen Intervention wird v.a. durch die klinische Symptomatik diktiert. Dabei spielt nicht in erster Linie die Quantität des Ergusses, sondern die Dauer der Entstehung eine Rolle, welche bei rascher Zunahme zur akuten Tamponade führen kann [52]. Unterstützt wird die Entscheidung zum Eingreifen vom echokardiographischen Befund. Mit Hilfe der Thorakoskopie können nicht nur rezidivierende Perikardergüsse unter Sicht punktiert werden, sie ermöglichen auch eine umfassende Diagnostik dank ausgedehnter Inspektionsmöglichkeit und gezielter Biopsie pathologischer Prozesse [108, 157]. Die Treffsicherheit darf dabei der offenen Biopsie sicher gleichgesetzt werden, welche bei malignombedingten Perikardergüssen über 90% liegt [98]. Ohne unzumutbare Belastung kann die thorakoskopische Perikardfenestration auch bei Malignompatienten in fortgeschrittenem Krankheitsstadium und stark reduziertem Allgemeinzustand eine effektive und rasche Symptomlinderung bewirken.

Als Standardzugang sollte die anatomisch geeignetere linke Thoraxseite benützt werden. Verletzungen des N. phrenicus bei der Perikardinzision können durch dessen klare Identifikation vor der Präparation vermieden werden. Ist der linke Pleuraspalt obliteriert (s. Fallbericht 2), bietet sich als Alternative der Zugang durch die rechte Thoraxhöhle an. Eine rechtsthorakale Fenestration des Perikardbeutels ist jedoch aus mehreren Gründen schwierig und nicht gefahrlos. Das Perikard präsentiert sich nicht ballonartig vorgewölbt, sondern flach. Die zur Verfügung stehende Fläche ist kleiner als links. Der darunter liegende rechte Vorhof ist aspektmäßig durch das Thorakoskop und auf dem Videomonitor farblich vom bläulich durchschimmernden Perikard schwierig abzugrenzen. Verletzungen der dünnen Atriumwand sind so möglich.

Die exsudative Form der Pericarditis constrictiva (effusive constrictive pericarditis) kann trotz freier Zugänglichkeit des Perikards eine thorakoskopische Eröffnung und Fenestration unmöglich machen, da die Perikardschwielen ein Fassen und sicheres Abheben des Herzbeutels nicht gestatten. Wie im 3. Fallbericht veranschaulicht, stellt in dieser Situation die endoskopische Methode trotz echokardiographischen Ergußverdachtes und Lokalisationsangabe keine sichere Alternative zur offenen Perikardbiopsie dar.

Neben der Videothorakoskopie werden in der Literatur auch Techniken beschrieben, welche zur Perikardfenestration ein sog. Operationsthorakoskop verwenden. Dieses gestattet über eine Inzision sowohl den optischen Einblick als auch das Einführen von Instrumenten durch einen im Thorakoskop angebrachten Servicekanal [26, 27]. Eine vielversprechende Möglichkeit der Peri- und Epikardexploration wurde kürzlich von Maisch u. Drude beschrieben [111]. Über einen subxiphoidalen Zugang wird nach Füllung des Perikardraumes mit kristalliner Lösung die Darstellung des Perikardraumes ermöglicht. Die genaue Inspektion sowie gezielte Biopsien des Peri- und Epikards sind auf diese Weise möglich.

17 Therapie maligner Ergüsse

17.1 Allgemeines

Bei den über 60jährigen ist in über 50% eine maligne Erkrankung Ursache für das Auftreten exsudativer Pleuraergüsse [118]. Beim Mammakarzinom ist in 26−49%, beim Bronchuskarzinom in 10−24%, beim Ovarialkarzinom in 16−17% und bei malignen Lymphomen in 7−15% im Verlauf der Krankheit mit der Bildung maligner Pleuraergüsse zu rechnen [35, 75]. Fast immer wird dabei der Pleuraraum durch Tumorzellen besiedelt, was sich in über der Hälfte der Fälle diagnostisch durch den zytologischen Nachweis von malignen Zellen im Punktat belegen läßt. Die Ergußbildung kommt entweder durch eine gesteigerte kapilläre Permeabilität wegen distendierter oder zerstörter Kapillarendothelien zustande oder wird durch eine tumorös verlegte Lymphdrainage verursacht [75]. Nicht selten ist auch eine Hypalbuminämie bei kachektischen Patienten für sich allein oder zusätzlich Grund für das Zustandekommen eines Pleuraergusses. In über 80% der Fälle sind beide pleurale Blätter an der Exsudation beteiligt [75, 100, 146].

Maligne Pleuraergüsse verursachen vielfach Atemnot, Husten und Thoraxschmerzen. Die klinische Untersuchung führt durch abgeschwächtes Atemgeräusch, herabgesetzten Klopfschall und verminderte Atemverschieblichkeit des Zwerchfells zur Verdachtsdiagnose. In den Thoraxröntgenaufnahmen ist im posteroanterioren Strahlengang Ergußflüssigkeit ab 175 cm^3 und im seitlichen Strahlengang bereits ab 100 cm^3 nachweisbar [5, 72, 132, 193]. Oft sind diese ergußbedingten Symptome erste Krankheitshinweise. Sie dominieren die Befindlichkeit der Betroffenen und schränken damit die Lebensqualität dieser Gruppe von Tumorpatienten mit äußerst schlechter Prognose zusätzlich einschneidend ein. Die Überlebenszeit nach der Diagnosestellung des

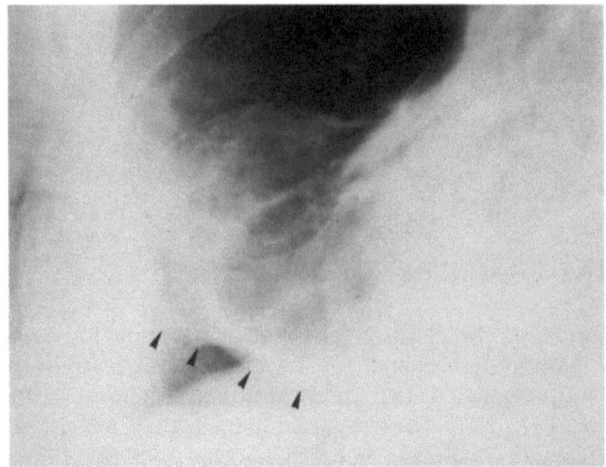

Abb. 49. Nach Entleerung eines malignen Ergusses ist auf dem Röntgenbild die gefangene Lungenbasis sichtbar *(Pfeile)*. Die Durchführung einer Pleurodese ist bei einem etablierten Totraum nicht sinnvoll, da eine Verklebung der Pleurablätter unmöglich ist

malignen Ergusses beträgt meistens weniger als 1 Jahr [35, 144].

Nach Ausschluß einer erfolgversprechenden, systemischen onkologischen Therapie muß das Therapieziel deshalb eine rasche, effektive und möglichst dauerhafte Linderung der respiratorischen Symptome sein. Die Therapieansätze haben sich dabei an den genannten pathophysiologischen Besonderheiten der Erkrankung zu orientieren. Die Obliteration des Pleuraspaltes durch eine chemische Pleurodese mittels lokaler Instillation von sklerosierenden Substanzen ist die am weitesten verbreitete Methode, aber mit Rezidivraten bis zu 30% belastet [21, 54]. Das thorakoskopische Pleurodeseverfahren wurde 1935 zuerst in Frankreich durch Béthune [13] vorgeschlagen und wird auch heute v.a. im französischen Sprachraum propagiert. Guérin und Boniface überblicken eine eigene Serie von 792 Fällen, 630 maligne und 162 nicht-neoplastische Ergüsse. In 90% sollen keine Rezidive aufgetreten sein [16, 63]. Ebenso eindrücklich sind die Resultate von Boutin aus Marseille, welcher bei einer persönlichen Erfahrung von 300 Patienten mit malignen Ergüssen über eine Erfolgsrate nach Talkpleurodesen von 90% berichtet [21]. Zusätzlich führt Boutin einen Literaturüberblick über insgesamt 1244 Patienten mit Talkpleurodesen mit einer durchschnittlichen Erfolgsrate von 87% an.

Operatives Vorgehen

Über eine erfolgreiche Pleurodese entscheidet in erster Linie die sorgfältige Evaluation der betroffenen Patienten [18]. Nicht alle Patienten mit malignen Ergüssen kommen für eine thorakoskopische Pleurodese in Frage. Folgende Voraussetzungen müssen bei Therapiebeginn erfüllt sein: 1. Die komprimierte Lunge muß nach durchgeführter Ergußdrainage klinisch und radiologisch vollständig entfaltet sein (Abb. 49). 2. Die Entleerung des Pleuraraumes und die Dekompression der Lunge müssen zu einer spürbaren Linderung der respiratorischen Symptomatik führen.

17.2 Operatives Vorgehen

Wir folgen den Richtlinien der interventionellen Thorakoskopie, wie sie von Pneumologen ausgearbeitet und empfohlen worden sind [16, 21]. Als einziger Unterschied wird auch bei diesem Eingriff die Videothorakoskopie als uns vertraute Methode angewandt. 2 Zugänge sind in der Regel ausreichend. Bei der Lagerung darf auf die respiratorische Situation des Patienten Rücksicht genommen werden. Bei Dyspnoe oder Orthopnoe kann die Pleurodese halbsitzend durchgeführt werden (s. Abschn. 3.4). Fast immer ist die Lokalanästhesie, kombiniert mit einer milden Sedation, ausreichend. Obwohl bei chronischen Ergüssen eine pleurale Verdickung mit entsprechend herabgesetzter Schmerzempfindlich-

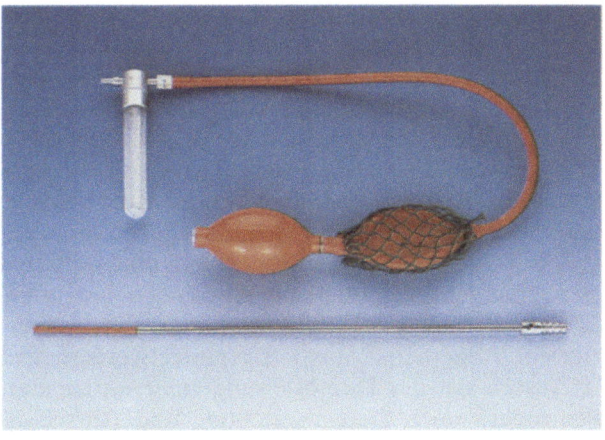

Abb. 50. Poudragegerät nach Boutin

keit vorliegt, muß dem pleuralen Schmerzreiz bei Verwendung der stark hyperosmotisch wirkenden Talkpartikel gebührende Bedeutung zugemessen werden. Das sterile Talkpuder (nicht mehr als 10 ml) wird mit Hilfe eines Zerstäubers eingesprüht (Abb. 50) und unter Sicht möglichst homogen auf die gesamte Pleura parietalis und visceralis verteilt. Die eingelegte Thoraxdrainage wird maximal 3–4 Tage belassen.

17.3 Eigene Erfahrungen

Seit Einführung der operativen Thorakoskopie im Januar 1990 haben wir bis Ende Februar 1992 bei 42 Patienten eine Thorakoskopie zur Durchführung einer Pleurodese vorgenommen. 11mal haben wir Fibrinkleber (6 ml Tissucol, schnellklebende Komponenten) verwendet. Dieser wurde durch einen Vierlumenkatheter unter Sicht als Disperion in den Pleuraraum gesprüht. Bei 31 Patienten wurde die Talkpleurodese durchgeführt.

17.4 Schlußfolgerungen

Mögliche Komplikationen der thorakoskopischen Talkpleurodese sind thorakoskopiebedingt und in der Regel ungefährlich. Sie umfassen oberflächliche Lungenverletzungen beim Anlegen des Pneumothorax, kleinere Thoraxwandblutungen oder eine lokale Infektion. In den großen Serien von Boutin und Guérin finden diese Komplikationen, weil klinisch offenbar unbedeutend, kaum Erwähnung. Die Möglichkeit der lokalen Tumorpropagationen im Bereich des Thorakoskopiezuganges ist bekannt und kommt v.a. beim Pleuramesotheliom vor [21, 33, 113, 144]. Wir verzeichneten diese Komplikationen bei einem Patienten mit einer Pleurakarzinose, der ein ipsilaterales Bronchuskarzinom zugrunde lag. Die thorakoskopisch kontrollierte Pleurodes stellt eine effektive Erstbehandlung dar und kann als wenig belastender, komplikationsarmer Eingriff auch Patienten in reduziertem Allgemeinzustand zugemutet werden. Ein Abwarten mit der Durchführung einer suffizienten Pleurodese nach Diagnosestellung und Ausschluß kurativer Therapiemöglichkeiten scheint uns bei erfüllten Kriterien für eine Thorakoskopie nicht im Sinne des Patienten und therapeutisch falsch. Die ernste Lebenssituation des erkrankten Menschen wird durch die üblicherweise rasch progrediente Symptomatik erschwert und die meistens kurzbemessene Lebenserwartung zusätzlich eingeschränkt. Durch den ergußbedingten Proteinverlust nimmt die katabole Stoffwechsellage zu. Die Chance auf eine erfolgreiche Verklebung wird durch das Tumorwachstum, durch Lokulationsbildungen und Verdikkungen der viszeralen Pleura mit gefangener Lunge täglich schlechter.

18 Tips und Tricks

Zur Lagerung

Röntgenstrahlendurchlässiger Operationstisch: Der Patient sollte auf einem röntgenstrahlendurchlässigen Operationstisch liegen. Auch wenn selten notwendig, ist damit die Möglichkeit einer intraoperativen Darstellung des thorakalen Situs mittels Bildverstärker gewährleistet.

Oberarmlagerung: Es ist darauf zu achten, daß der Oberarm des Patienten auf der Operationsseite nicht über dessen Schulterniveau reicht. Er schränkt sonst die ungehinderte Beweglichkeit der Instrumente und Optiken kranial ein und verhindert damit die freie Sicht und das Arbeiten in den basalen Abschnitten der Thoraxhöhle.

Intraoperative Thorakotomie: Die sterile Abdeckung muß so angebracht werden, daß jederzeit rasch und großzügig thorakotomiert werden kann. Das notwendige Instrumentarium muß in Griffnähe aufbewahrt werden.

Zur Anästhesie

Intubationsnarkose: In der thorakoskopischen Chirurgie stellt die Verwendung eines Doppellumentubus den „goldenen Standard" dar. Er erlaubt das Operieren mit offenen Trokarhülsen bei aus der Ventilation ausgeschalteter Lunge.
  Ist die Verwendung eines Doppellumentubus nicht möglich, sollte eine endotracheale Intubationsnarkose *mit Spontanatmung* angestrebt werden. Wie beim lokalanästhesierten Patienten erlaubt diese Technik mindestens die Aufrechterhaltung eines partiellen Pneumothoraces ohne ventilationsbedingten Gegendruck.

Lokale Infiltrationsanästhesie: Wird eine Thorakoskopie in Lokalanästhesie durchgeführt, ist daran zu denken, daß durch unsorgfältiges Berühren der parietalen Pleura und des Mediastinums starke Schmerzreaktionen ausgelöst werden können. Durch Zug an der Lunge können vagal bedingte Hustenreize, durch kardiale Berührung Herzrhythmusstörungen wie supraventrikuläre Extrasystolen, Sinustachykardien sowie vasovagale Reaktionen ausgelöst werden.

Angstgefühle des lokalanästhesierten Patienten: Das nicht seltene Auftreten von Angstgefühlen bei der Induktion eines Pneumothorax am lokalbetäubten Patienten muß vom Anästhesisten und Chirurgen wahrgenommen werden. Während der Chirurg mit der weiteren Gasinsufflation innehält oder bei ausgeprägter Symptomatik den Pneumothorax wieder aufhebt, wird der Anästhesist, nach Bewertung der klinisch-somatischen Relevanz der Situation, pyschologische und allenfalls medikamentöse Maßnahmen zur Betreuung des Patienten und zur Behebung der Angst ergreifen.

Zur Operationstechnik

Operatives Vorgehen: Endoskopisches Operieren verlangt vom Operateur beim Einstellen der Optiken und der chirurgischen Präparation ein ruhiges und überlegtes Vorgehen. „Zügiges" Operieren wird durch den teleskopbedingten Vergrößerungseffekt rasch hastig und unkontrolliert und ist wegen der Zweidimensionalität des Videobildes mit fehlender Tiefenschärfe nicht ungefährlich.

Körperhaltung des Operateurs: Eine bequeme Körperhaltung des Operateurs begünstigt den Operationsverlauf entscheidend. Die Hände sollen durch richtige Niveauwahl des Operationstisches die Instrumente entspannt führen können, der Bildschirm soll auf Augenhöhe des Operateurs diesem unmittelbar gegenüber positioniert sein.

Erster Assistent: Der Erste Assistenz soll sich sowohl in der chirurgischen Anatomie als auch in der angewandten Operationstechnik auskennen. Das gestattet eine gezielte, ruhige Führung und präzise Einstellung der Optik. Optimal ist ein eingespieltes Team, bei welchem jeder fähig ist, den Eingriff selbständig durchzuführen.

Instrumentierschwester: Die Instrumentierschwester muß eine zwanglose, freie Sicht auf den Monitor haben. Dies gestattet ihr, aktiv mitzudenken und zu -arbeiten sowie den − durch Kabel und Schläuche komplizierten − Wechsel der Instrumente vorzubereiten.

Anordnung der Gerätschaften: Diese müssen so angeordnet sein, daß die zudienende Schwester ohne Gefährdung der Sterilzone alle Geräte ungehindert erreichen und bedienen kann.

Thorakoskopische Palpation: Thorakoskopisches Tasten ist lernbar. Die Erfahrung am offenen Thorax − anatomische Strukturen, ihre Konsistenz, Beschaffenheit, Beziehung zur Unterlage − muß beim Palpieren mit dem thorakoskopischen Instrument aus dem Gedächtnis „abgerufen" und mit dem Eindruck des endoskopischen Palpationsbefundes verbunden werden. Mit zunehmender Erfahrung entsteht eine Synthese zwischen „chirurgischem und endoskopischem" Tastsinn.

Suche von intrapulmonalen Befunden: Die Palpation kleiner intrapulmonaler Tumoren kann sich schwierig gestalten. Wichtig sind systematisches Vorgehen, Ruhe und Geduld. Die im CT festgelegte Lokalisation verändert sich durch den Lungenkollaps. Diesem Umstand muß bei der Palpation Rechnung getragen werden.

Venöse Blutung: Können venöse Blutungen nicht thorakoskopisch gestillt werden, sondern wird ein offenes Vorgehen notwendig, kann während der Durchführung der Thorakotomie die Ventilation der Lungen mit einem höheren mittleren Beatmungsdruck als Tamponade wirken und einen größeren Blutverlust verhindern.

Obliteration des Pleuraraumes: Vor der Durchführung einer Thorakoskopie muß nach möglichen Ursachen, welche zu pleuralen Obliterationen führen können, präzise gefragt und gesucht werden, um eine adäquate Lagerung und erfolgsversprechende Zugänge planen zu können, oder um einen unnötigen Thorakoskopieversuch zu vermeiden. Sind diesbezüglich die anamnestischen, klinischen und konventionell radiologischen Hinweise unklar, kann die Computertomographie oft weiterhelfen, da sie bei sorgfältiger Durchsicht bereits geringgradige Verdikkungen und Seitenunterschiede der Pleura finden läßt.

Erste Inzision: Es hat sich bewährt, in Seitenlage des Patienten – der Standardlagerung – den 1. Zugang im 4. Interkostalraum unmittelbar am Vorderrand des M. latissimus dorsi anzulegen. Dieser Punkt bietet eine optimale Ein- und Übersicht in und über die gesamte Thoraxhöhle. Die weiteren Einstiche werden anschließend obligatorisch unter endoskopischer Sicht angebracht. Ihre Lage hat sich an der vorliegenden Pathologie sowie am geplanten Eingriff zu orientieren.

Status nach Thorakotomie: Liegt ein Status nach Thorakotomie vor, sind im Narbenbereich immer dichte, bandförmige Adhäsionen zwischen Thoraxinnenwand und Lunge zu erwarten, welche von beiden Seiten her in Abhängigkeit zu ihrem Alter beträchtlich bluten können.

Lungenfissuren: Diese können als anatomische Orientierungshilfe benützt werden. Interfissurale Verklebungen sind meistens nur oberflächlich.

Unerwünschte Lungenentfaltung beim Saugvorgang: Um die unerwünschte Entfaltung der Lunge beim Benützen des Saugrohres zu verhindern, muß bei jedem Absaugen synchron CO_2 insuffliert oder ein Trokar offen belassen werden.

Wasserprobe: Die vorsichtig beatmete Lunge wird mit dem Taststab abschnittsweise unter das durch Instillation von Ringer-Lösung gebildete Flüssigkeitsniveau gedrückt. Dadurch lassen sich Luftlecks nachweisen.

Fibrinkleberapplikation durch eine wiederverwendbare Kanüle: Die verwendete Kanüle muß unmittelbar nach ihrem Gebrauch kräftig mit Ringerlösung durchgespült werden, um eine irreversible Verlegung des Lumens durch eingetrockneten Fibrinkleber zu verhindern. Besser ist der Gebrauch eines Einwegzweilumenkatheters. Dessen Spitze kann endoskopisch mit der Minifaßzange geführt werden.

Klammernahtreihen: Werden diese an der vollständig kollabierten Lunge angebracht, hat es sich in unserer Erfahrung gezeigt, daß sich bei zu starkem Blähen der Lunge kleine Einrisse in der Pleura visceralis bilden. Als Prophylaxe eignet sich die Anlage der Naht an der nur partiell kollabierten Lunge und die langsame kontrollierte Entfaltung der Lunge. Vor allem bei emphysematös verändertem Lungengewebe ist zudem die Abdichtung der Naht mit schnellwirkendem Fibrinkleber ratsam.

Zur Pneumothoraxanlage

Ist die Pneumothoraxanlage nicht möglich, kann vor dem Entschluß, den Eingriff abzubrechen oder eine Thorakotomie vorzunehmen, eine *Miniinzision* durchgeführt werden, die eine lokale digitale Austastung des Pleuraraumes gestattet. Der Geübte wird aufgrund des digitalen Palpationsbefundes eine alte und/oder dicke Verschwartung von zarten Adhäsionen oder erst frisch in Organisation begriffenem Pannus unterscheiden können. Bei den letzten beiden Befunden, kann mit dem Finger eine zirkumskripte Höhlenbildung vorgenommen werden. Nach Setzen einer dichten Hautnaht durch Einzelkopfnähte werden anschließend zwei eng benachbarte Trokars installiert, in welche die Optik und ein Instrument eingebracht werden. Unter optischer Sicht läßt sich so der verklebte Pleuraraum Schritt um Schritt befreien. Gleichzeitig wird die Lunge durch CO_2-Insufflation kollabiert. Dieses Vorgehen eignet sich nur beim doppellumenintubierten Patienten.

Gasinsufflation: Ein höherer Druck auf der Skala und eine langsame Flußanzeige können auf adhäsionsbedingte Septierungen des Pleuraraumes, eine partielle Obliteration oder auf eine fälschlicherweise in der Thoraxwand plazierte Nadelspitze hinweisen. Steigt hingegen beim intubierten Patienten der Kohlensäurepartialdruck der Atemluft auf dem Kapnographen zeitgleich mit der Gasinsufflation an, liegt die Veres-Nadel mit aller Wahrscheinlichkeit im Lungenparenchym und muß neu plaziert werden.

Zu Adhäsionen

Übersehene oder bewußt belassene Adhäsionen bilden blinde Winkel, die bei intraoperativen Blutungen — welche aufgrund der optischen Vergrößerung auch bei geringer Menge als ausgeprägt imponieren — das zielgerichtete und zügige Umsetzen und Einstellen der Optiken und Instrumente zur Blutstillung erschweren oder unmöglich machen. Adhäsionen sollten zur klaren Übersichtlichkeit generell vollständig durchtrennt werden.

Liegen segelförmige Adhäsionen vor, welche die initiale, optisch kontrollierte Trokarinsertion unmöglich machen, kann die Sondierung mit einer feinen Nadel, welche auf eine mit Kochsalz gefüllte Spritze gesteckt ist, oder die Durchleuchtung mit dem Bildverstärker, wie sie von einigen Pneumologen routinemäßig angewandt wird [26, 27], Aufschluß darüber geben, ob der gewählte Zugang intrapleural liegt oder ob er Lungenparenchym verletzen würde.

Zu Sichtproblemen

Beschlagene Optik: Diesem Problem kann durch Vorwärmen der Optik oder durch Abwischen der Teleskopspitze mit Antibeschlagmittel vorgebeugt werden.

Beschlägt sich die Optik in situ, kann sie durch Zurückziehen in die Trokarhülse und Anspülen über den seitlichen Hahnen oder mittels Flüssigkeitsstrahl aus dem Spülrohr rasch gereinigt werden.

Bleibt das Bild trotzdem trübe, muß an *Kondenswasser* zwischen Kamera und Teleskopansatz gedacht werden.

Blut absorbiert bereits in kleiner Quantität viel Licht und vermindert die Sichtverhältnisse im Thoraxraum entscheidend. Es hat sich bewährt, in diesen Phasen einer Operation die optische Einstellung möglichst unverändert beizubehalten, um nicht zusätzlich zum Lichtverlust Fokusprobleme zu schaffen (Objektschärfe der Kamera vor Operationsbeginn einstellen!). Das Blut (oder die Hämatommassen) wird durch wechselndes Instillieren und Absaugen von Spülflüssigkeit verdünnt.

Sickerblutungen aus dem Stichkanal: Sie tendieren durch Adhäsionskräfte bedingt dazu, der Trokarhülle entlang zur inneren Öffnung zu fließen. Beim Einführen der Optik trüben sie die Teleskopspitze. Diesem Umstand kann begegnet werden, indem 1. die Thoraxwand immer stumpf penetriert wird, 2. die Optik mit Antibeschlagmittel beträufelt wird, und 3. die Trokarhülse bei Bedarf mit Ringerlösung gespült oder 4. mit einem Gazetupfer wie ein Gewehrlauf gereinigt wird. Optimal gelöst ist dieses lästige Problem indessen bis jetzt noch nicht.

Punktförmige Blutungen: Schon punktförmige Blutungen aus der Pleura parietalis nach Lösen frischer flächiger Verklebungen können die Lichtkraft der Optik vermindern. Diesem Problem wird am erfolgreichsten durch häufiges Spülen bzw. Saugen begegnet.

Zur Thoraxdrainage

Thoraxdrainagen sollen nicht in Lungenfissuren gelegt werden. Angesaugtes Lungenparenchym verschließt die Öffnungen, der Drain stellt seine Funktion ein. Beim intraoperativen Plazieren der Drainagen muß die Verdrängung des Drains durch die Entfaltung der Lunge längenmäßig einberechnet werden, damit die Drainspitze mit den Öffnungen am Ende des Eingriffes an gewünschter Stelle liegt.

Draindurchmesser: Blutreste und Exsudate verstopfen dünne Drainagen rasch. Solche sollten deshalb nur gezielt bei blut- und exsudatfreiem Pleuraraum als klar definierte Luftdrains verwendet werden (unkomplizierter Pneumothorax nach Ligatur, Thorakoskopie zur diagnostischen Übersicht usw.) Bereits nach umschriebener Biopsieentnahme sollten nie Drainagen unter einem Durchmesser von 24 Charr. zum Einsatz gelangen.

Sogstärke im Thoraxdrainagesystem: Die Stärke des Sogs muß mindestens so bemessen werden, daß der intrapleural ansteigende Negativdruck während der Inspiration des Patienten übertroffen wird. Bewegt sich Pleurasekret im Drainagesystem während der Inspiration in Patientenrichtung, ist dies nicht der Fall. Ebenso deutet intermittierende Blasenbildung im Wasserschloß auf ungenügenden Sog oder ein großes Lungenleck hin. Pendelt trotz kontinuierlichen Soges im Wasserschloß und fehlender Blasenbildung ein Wasserspiegel im Schlauchsystem in der Bülau-Flasche hin und her, deutet dies auf einen etablierten Totraum bzw. eine sog. gefangene Lunge hin.

Funktionskontrolle der Thoraxdrainagen am Operationsende: Die sterilen Bedingungen am Operationstisch sollten bis zur gesicherten Funktion des installierten Drainagesystems beibehalten werden. Bei regelrechter Instillation sollte nach Entfaltung der Lunge keine Luft mehr in die Bülau-Flasche entweichen. Ist dies nicht der Fall, muß eine nochmalige endoskopische Kontrolle der Lunge erwogen werden, um größere übersehene Luftlecks abdichten zu können.

Die Drainagen sollen niemals abgeklemmt werden. Wenn die Bülau-Flaschen konsequent unterhalb des Thoraxniveaus vom Patienten gehalten werden, besteht keine Gefahr für den Patienten.

Schmerzen an der Draineinstrittstelle: Mit zunehmender Liegedauer verursachen auch die Drainageschläuche lästige umschriebene Beschwerden, welche sich am besten durch eine zusätzliche distale Klebefixation des Drains an der Haut des Patienten lindern lassen. Zur Anlage einer optimalen Position muß man sich von den Instruktionen des Patienten leiten lassen.

Entfernung des Thoraxdrains: Die Entnahme der Drains geschieht mit Vorteil in Inspirationsstellung, um einer plötzlichen reflexartigen Inspiration des Patienten vorzubeugen.

„Bedside-thoracoscopy"

Mit der Lichtquelle und dem Thorakoskop kann am Patientenbett ohne weitere elektronische Einrichtungen eine wenig aufwendige Thorakoskopie unter direkter Sicht zu diagnostischen Zwecken, zum Absaugen von Flüssigkeiten oder zur Durchführung einer Pleurodese durchgeführt werden. Dieses Vorgehen eignet sich als „bedside-thoracoscopy" beispielsweise bei beatmeten Patienten in der Intensivstation oder vor dem Einlegen eines Thoraxdrains durch die angebrachte Inzisionsstelle.

C. Standortbestimmung und Ausblick

Ziel der minimal invasiven Chirurgie ist es, die körperliche Integrität des Patienten durch eine Verminderung des Operationstraumas möglichst weitgehend zu erhalten. Damit verbundene Erwartungen wie eine verkürzte Inanspruchnahme medizinischer Hilfeleistung oder eine frühere Reintegration in den Alltag sollten als Chance für den Patienten, aber auch als Aufforderung an ihn verstanden werden, bei der Behandlung vermehrt Selbstverantwortung zu übernehmen. Hier die Einsicht ins eigene Krankheitsgeschehen zu fördern und da die operative Invasivität zu minimieren, stellen therapeutische Ansätze dar, welche die Weiterentwicklung dieser Methode bestimmen sollten.

Unter diesem Aspekt stimmt die anläßlich einer Kongreßeröffnungsrede gemachte Aussage eines Exponenten und Pioniers der minimal invasiven Chirurgie nachdenklich: „... Warum soll zum Beispiel ein Arthroskopiker noch in Allgemeinmedizin oder Psychiatrie ausgebildet werden, statt ihn gezielt und früh für seine endoskopischen Aufgaben zu schulen? ..." Mit dieser Einstellung läuft eine noch in den Anfängen steckende, aber an Entfaltungsmöglichkeiten reiche chirurgische Methode Gefahr, in eine einfältige, technische Sackgasse zu geraten. Der endoskopische Chirurg ist nicht eine Art Kameramann, ein versierter Elektroniker oder ein begabter Feinmechaniker. Er ist weiterhin und in erster Linie ein Arzt, welcher chirurgisch tätig ist. Die Erkennung einer Krankheit und die Therapiewahl, erst recht jedoch die mitfühlende Begleitung des Patienten, erfordern in erster Linie ärztliches und nicht technisches Handeln. Deshalb bildet mit Bestimmtheit auch in Zukunft eine umfassende ärztliche Ausbildung die notwendige Grundlage seines Tuns. Das Bemühen um echtes ärztliches Wissen und Handeln muß erst recht in einer Phase gepflegt werden, in der neue chirurgische Wege gesucht und beschritten werden, da sie sorgfältig gegen altvertraute, ausgereifte und erfolgreiche chirurgische Techniken abgewogen werden müssen.

Zur Standortbestimmung können Resultate herangezogen werden. Vergleicht man die Ergebnisse der thorakoskopischen Spontanpneumothoraxbehandlung unserer Serie mit dem zuvor angewandten therapeutischen Vorgehen an unserer Klinik, schneidet die konsequente endoskopische Behandlung — unter dem Vorbehalt ausstehender Langzeitverläufe — eindrucksvoll besser ab. Die zwischen 1980 und 1989 konservativ behandelten Patienten mit Spontanpneumothorax verblieben pro Episode beim idiopathischen durchschnittlich 8 Tage, beim sekundären Pneumothorax sogar 24 Tage in Krankenhausbehandlung. Bei den thorakoskopisch behandelten Patienten betrug ungeachtet der Ätiologie die Hospitalisationsdauer 3,3 Tage. Die Rezidivrate betrug bei der konservativ behandelten Gruppe 33%. In der Thorakoskopiegruppe beträgt der entsprechende Wert zur Zeit 4,8%.

Außer den Resultaten und Angaben zur Morbidität und Mortalität können auch die Abbruchrate und die Anzahl der über eine Thorakotomie weiterzuführenden Eingriffe einiges über methodenspezifische Probleme aussagen. 8mal mußte in unserer Serie eine Thorakoskopie wegen Obliterationen abgebrochen, 9mal ein nicht geplantes intraoperatives Umsteigen vorgenommen werden. 14mal folgte der Thorakoskopie eine nicht geplante Reintervention: 7mal handelte es sich dabei um eine Rethorakoskopie, 2mal um eine Minithorakotomie und 5mal um eine Standardthorakotomie. Tabelle 17 informiert über die Ursachen.

Zieht man bezüglich der Indikationen eine erste Bilanz, entsteht der Eindruck, wie er in Tabelle 18 dargestellt ist. Thorakoskopisch-technisch dürfte in absehbarer Zeit nicht mehr so sehr die intrathorakale Präparation erstrangiges Problem sein, sondern die sinnvolle, einer exakten pathologischen Untersuchung zugänglichen Entfernung der Resektate. Eine Vergrößerung des Zuganges kann logischerweise ebensowenig die Lösung sein, wie eine nicht rekonstruierbare Zerkleinerung und Zerstörung des Resektatgewebes. Akzeptierte onkologische Richtlinien müssen gewährleistet sein. Im Tiermodell

Tabelle 17. Ursachen für einen Thorakoskopieabbruch, intraoperativen Umstieg oder eine Reintervention nach Thorakoskopie

Ursache	Abbruch	Umstieg	Reintervention
Venöse Blutung	–	+	–
Arterielle Blutung	–	–	+
Obliteration	+	+	–
Infizierte Fistel	–	+	+
Empyem	–	+	+
Gefangene Lunge	–	+	+
Nicht konklusive Biopsie	–	+	–
Übersehene Befunde (z.B. Atelektase in organisiertem Hämatom)	–	–	+
Technisch nicht durchführbar (z.B. mediastinale Biopsie)	–	+	–
Krankheitsrezidiv (z.B. maligner Erguß, Pneumothorax)	–	–	+

Tabelle 18. Chirurgische Thorakoskopie: Derzeitige Möglichkeiten und Grenzen

Eingriffe	Klinischer Alltag	Aktueller Grenzbereich	Experimentell	Probleme
Spontanpneumothorax	++			Langzeitverlauf Patientenzahlen
Chylothorax	++			Patientenzahlen
Perikardchirurgie	+	+		Patientenzahlen, Langzeitverlauf
Extrapulmonale Tumoren	++	+		Resektatbergung
Hämatomevakuation	++			Thorakoskopiezeitpunkt
Pleuraempyem	++	++		Dekortikation an kollabierter Lunge
Bronchopleurale Fisteln	+	++		Thorakoskopiezeitpunkt
Periphere Karzinome:				
Keilresektion	++	+	+	Onkologische Axiome
Segmentresektion		+	++	Thorakoskopietechnik
Metastasenchirurgie		+	++	Thorakoskopietechnik
Lobektomie			++	Thorakoskopietechnik Instrumentarium
Pneumonektomie			++	Thorakoskopietechnik Instrumentarium
Mediastinales LK-Staging		(+)	++	Thorakoskopietechnik

haben wir erfolgreich bei 5 Göttinger Miniaturschweinen eine endoskopische Lobektomie durchgeführt. Über den 12-mm-Trokar, welcher zur Einführung des Endo-GIA nötig ist, konnte der Lappen problemlos entfernt und anschließend rekonstruiert werden, nachdem er zuvor in situ mit dem Klammernahtgerät in ein Puzzle von 3 Stücken zertrennt worden war.

Mit der endoskopischen Chirurgie hat eine neue Ära begonnen. Ein Zurück in die Zeit zuvor wird es bei aller Vorsicht und Distanz in der Beurteilung von Sinn und Effekt der Methode und unter Abwägung der momentanen und teilweise kritiklosen Euphorie nicht mehr geben. Unsere Haltung muß aus Phantasie und Innovationsfreudigkeit, gepaart mit wacher Reflexion, bestehen. Als Ärzte ist es unsere Pflicht, neue Möglichkeiten zum Wohl des Patienten kennenzulernen und zu prüfen. Dabei erwächst uns zunehmend die Aufgabe, dem Patienten verschiedenste Therapiemöglichkeiten auseinanderzusetzen und aus ihnen die jeweils adäquate auszuwählen.

Literatur

1. Abbey Smith R (1957) The results of raising the resectability rate in operation for lung carcinoma. Thorax 12:79–86
2. Adler RH, Levinsky L (1978) Persistent chylothorax. J Thorac Cardiovasc Surg 76:859–864
3. Akaogi E, Kiyohumi M, Sohara Y, Endo S, Ishikawa S, Hori M (1989) Treatment of postoperative chylothorax with intrapleural fibrin glue. Ann Thorac Surg 48:116–118
4. American Thoracic Society (1962) Management of nontuberculous empyema. Am Rev Respir Dis 85:935–936
5. Austin EH, Flye MW (1979) The treatment of recurrent malignant pleural effusion. Ann Thorac Surg 28:190–203
6. Basmajian JV (1980) Grant's method of anatomy, 10th ed, Williams & Wilkins, Baltimore
7. Baumgartner WA, Mark JBD (1980) The use of thoracoscopy in the diagnosis of pleural disease. Arch Surg 115:420–421
8. Becker HP, Weidringer JW, Willy C, Hartel W, Blümel G (1991) Licht- und rasterelektronenmikroskopische Untersuchungen der Pleura. Langenbecks Arch Chir 376:295–301
9. Ben Isaac FE, Dimmons DH (1975) Flexible fiberoptic pleuroscopy in pleural and lung biopsy. Chest 67:573–576
10. Benninghof A (1985) Kreislauf und Eingeweide. In: Fleischhauer K (Hrsg) Makroskopische und mikroskopische Anatomie der Menschen, Bd 2, 13./14. Aufl. Urban & Schwarzenberg, München Wien Baltimore
11. Bergqvist S, Nordenstam H (1966) Thoracoscopy and pleural biopsy in the diagnosis of pleurisy. Scand J Respir Dis 47:64–74
12. Bessone LN, Ferguson TB, Burford TH (1971) Chlyothorax. Ann Thorac Surg 12:527–550
13. Béthune N (1935) Pleural poudrage. A new technique for the deliberate production of pleural adhesions as a preliminary to lobectomy. J Thorac Cardiovasc Surg 4:251–261
14. Bloomberg AE (1978) Thoracoscopy in perspective. Surg Gynecol Obstet 147:433–443
15. Bogusch LK, Travin AA, Semenkow JL (1971) Transperikardiale Operationen an den Hauptbronchien und Lungengefäßen. Hippokrates, Stuttgart
16. Boniface E, Guerin JC (1989) Intérêt du talcage par thoracoscopie dans les traitement symptomatique des pleurésies récidivantes. A propos de 302 cas. Rev Mal Resp 6:133–139

17. Boutin C (1991) Personal communication. Marseille
18. Boutin C, Astoul P, Seitz B (1990) The role of thoracoscopy in the evaluation and management of pleural effusions. Lung 168 [Suppl]:1113–1121
19. Boutin C, Farisse P, Rex F, Viallat JR, Cargnino P (1989) La thoracoscopie doit-elle être un examen de routine en pratique pneumologique courante? Med Hyg 42: 2992–3000
20. Boutin C, Rey F, Viallat JR (1985) Etude randomisée de l'efficacité du talcage thoracoscopique et le l'instillation de tétracycline dans le traitement des pleurésies cancéreuses révidivantes. Rev Mal Respir 2:374
21. Boutin C, Viallat JR, Aelony Y (1991) Thoracoscopy. Springer, Berlin Heidelberg New York London Paris Tokyo Hong Kong Barcelona
22. Boutin C, Viallat JR, Cargnino P, Farisse P (1981) Thoracoscopy in malignant pleural effusions. Am Rev Respir Dis 124:588–592
23. Brandt HJ (1964) Die Thorakoskopie bei Erkrankungen der Pleura und des Mediastinums. Internist 10:391–395
24. Brandt HJ (1981) Biopsie pulmonaire sous contrôle visuel. Poumon-Coeur 37:307–311
25. Brandt HJ, Kund H (1964) Die Leistungsfähigkeit der diagnostischen Thorakoskopie. Prax Pneumol 18: 304–322
26. Brandt HJ, Loddenkemper R, Mai J (1983) Atlas der diagnostischen Thorakoskopie: Indikationen – Technik. Thieme, Stuttgart New York
27. Brandt HJ, Loddenkemper R, Mai J (1985) Atlas of diagnostic thoracoscopy. Thieme, Stuttgart New York
28. Branscheid D, Trainer S, Bülzebruck H, Vogt-Moykopf I (1988) Ergebnisse chirurgischer Therapie beim Spontanpneumothorax. Langenbecks Arch Chir 2 [Suppl]: 505–509
29. Brown EM, Kunjappan VE, Alexander GD (1984) Fentanyl/Alfentanyl for pelvic laparoscopy. Can Anaesth Soc J 31: 251–154
30. Callahan JA, Seward JB, Tajik AJ, Holmes Dr, Smith HC, Reeder GS, Miller FA (1983) Pericardiocentesis assisted by twodimentional echocardiography. J Thorac Cardiovasc Surg 85:877–879
31. Canto A (1990) Macroscopic characteristics of pleural metastases arising from the breast and observed by diagnostic thoracoscopy. Am Rev Respir Dis 142:616–618
32. Canto A (1981) Thoracoscopie: résultats dans les cancers de la plèvre. Poumon-Coeur 37:235–239
33. Canto A, Blasco E, Casillas M, Zarza AG, Padilla J, Pastor J, Tarazona V, Paris F (1977) Thoracoscopy in the diagnosis of pleural effusion. Thorax 32:550–554
34. Canto A, Rivas J, Saumench J, Morera R, Moya J (1983) Points to consider when choosing a biopsy method in cases of pleurisy of unknown origin. Chest 84:176–179
35. Chernow B, Sahn SA (1977) Carcinomatous involvement of the pleura. Am J Med 63:695–702

36. Chowdhuri JK (1979) Percutaneous use of fiberoptic bronchoscope to investigate bronchopleurocutaneous fistula. Chest 75:203–204
37. Cova F (1928) Atlas thoracoscopicon. Sperling & Kupfer, Mailand
38. DeCamp PT, Moseley PW, Scott ML, Hatch HB (1973) Diagnostic thoracoscopy. Ann Thorac Surg 16:79–84
39. Deslauries J, Beaulieu M, Dufour C, Michaud P, Despres JP, Lemieux M (1976) Mediastinopleuroscopy: a new approach to the diagnosis of intrathoracic diseases. Ann Thorac Surg 22:265–269
40. Deslauriers J, Beaulieu M, Després JP, Lemieux M, Leblanc J, Desmeules M (1980) Transaxillary pleurectomy for treatment of spontaneous pneumothorax. Ann Thorac Surg 30:569–574
41. Dijkman JH, van der Meer JWM, Bakker W, Wever AMJ, van der Broek PJ (1982) Transpleural lung biopsy by the thoracoscopic route in patients with diffuse interstitial pulmonary disease. Chest 82:76–83
42. Dimitri WR (1987) Massive idiopathic spontaneous haemothorax – case report and literature review. Eur J Cardiothorac Surg 1:55–58
43. Driscoll PJ, Aronstam EM (1961) Experiences in the management of recurrent spontaneous pneumothorax: J Thorac Cardiovac Surg 42:174–178
44. Dubois F, Berthelot H, Levard H (1989) Cholecystectomie par coelioscopie. Presse Méd 18:980–892
45. Elert O, Eigel P (1986) Treatment of idiopathic spontaneous pneumothorax: Transthoracic endoscopic use of fibrin glue. In: Schlag G, Redl H (eds) Thoracic surgery-cardiovascular surgery – fibrin sealant in operative medicine, vol 5. Springer, Berlin Heidelberg New York London Paris Tokyo, pp 107–114
46. Enggist U (1979) Transpleurale Neurotomie. Rentsch AG, Trimbach-Olten
47. Errett LE, Wilson J, Chiu RC, Munro DD (1985) Wedge resection as an alternative procedure for peripheral bronchogenic carcinoma in poor risk patient. J Thorac Cardiovasc Surg 90:656–661
48. Faurschou P, Madsen F, Viskum K (1983) Thoracoscopy: influence of the procedure on some respiratory and cardiac values. Thorax 38:341–343
49. Faurschou P (1984) Induction of pneumothorax by means of the Veress canula. Eur J Respir Dis 65:547–549
50. Faurschou P (1985) Diagnostic thoracoscopy in pleuropulmonary infiltrates without pleural effusion. Endoscopy 17:21–25
51. Ferguson MK, Little AG, Skinner DB (1985) Current concepts in the management of postoperative chylothorax. Ann Thorac Surg 40:542–545
52. Fraser RS, Viloria JB, Wang NS (1980) Cardiac tamponade as a presentation of extracardiac malignancy. Cancer 45:1697–1704
53. Frey JG, Tschopp JM (1987) Chylothorax: traîtement par pleurodèse au talc. Schweiz Med Wochenschr 117:1624–1627

54. Furrer M, Inderbitzi R (1992) Pleurodeseverfahren beim malignen Pleuraerguss. Schweiz Med Wochenschr. 122: 181–188
55. Furrer M, Inderbitzi R (1992) Fallbericht: Endoskopische Resketion eines 5 cm grossen intrathorakalen Lipoms. Pneumologie 46
56. Gaensler EA (1956) Parietal pleurectomy for recurrent spontaneous pneumothorax. Surg Gynecol Obstet 102: 293–308
57. Getz SB, Beasley WE (1983) Spontaneous pneumothorax. Am J Surg 145:823–828
58. Glinz W (1981) Chest trauma – Diagnosis and management. Springer, Berlin Heidelberg New York
59. Glover W, Chavis TV, Daniel TH, Kron IL, Spotnitz WD (1987) Fibrin glue application trough the flexible fiberoptic bronchoscope: closure of bronchopleural fistulas. J Thorac Cardiovasc Surg 93:470–472
60. Gobbel WG, Rhea WG, Nelson IA, Daniel RA (1963) Spontaneous pneumothorax. J Thorac Cardiovasc Surg 46:331–345
61. Good JT, Taryle DA, Maulitz RM, Kaplan RL, Sahn SA (1980) The diagnostic value of pleural fluid pH. Chest 78:55–59
62. Greschuchna D (1989) Thorakoskopie bei Brustwandprozessen. Pneumologie 2:119–121
63. Guerin JC, Boniface E (1990) Les méthodes de pleurodèse. Rev Prat 40:1854–1856
64. Guerin JC, Champel F, Biron E, Kalb IC (1985) Talcage pleural par thoracoscopie dans le traitement du pneumothorax. Etude d'une série de 109 cas traités en 3 ans. Rev Mal Respir 2:25–29
65. Guerin JC, Demolombe S, Brudon JR (1990) Sympatholyse thoracique par thoracoscopie. A propos de 15 cas. Rev Mal Resipr 7:327–330
66. Guerin JV, Demolombe S, Brudon JR (1990) Sympatholyse thoracique par thoracoscopie. A propos de 15 cas. Ann Chir 44: 236–238
67. Guerin JC, Martinat Y, Champel F, Berger C (1985) Obliteration d'une fistule bronchopleurale par laser YAG sous thoracoscope. Press Med 14:1245–1246
68. Gunnels JJ (1978) Perplexing pleural effusion. Chest 74: 390–393
69. Guyton AC (1981) Textbook of medical physiology, 6th edn. Saunders, Philadelphia
70. Gwin E, Pierce G, Boggan M, Kerby G, Ruth W (1975) Pleuroscopy and pleural biopsy with the flexible fiberoptic bronchoscope. Chest 67:527–531
71. Hafferl A (1969) Lehrbuch der topographischen Anatomie, 3. Aufl. Springer, Berlin Heidelberg New York
72. Hankins JR, Miller EJ, McLaughlin JS (1978) The use of chest wall muscle flaps to close bronchopleural fistulas: Experience with 21 patients. Ann Thorac Surg 25: 491–499
73. Hansen MK, Kruse-Anderson S, Watt-Boolsen S, Andersen K (1989) Spontaneous pneumothorax and fibrin glue

sealant during thoracoscopy. Eur J Cardiothorac Surg 3:512–514
74. Hartl H (1970) Mögliche und vermeidbare Fehler beim kindlichen Pleuraempyem. Arch Klin Chir 327:596
75. Hausheer FH, Yabro JW (1985) Diagnosis and Treatment of malignant pleural effusion. Sem Oncol 12:54–75
76. Heindl W, Pridun N (1986) Endoscopic fibrin pleurodesis in complicated pneumothorax. In: Schlag G, Redl H (eds) Thoracic surgery-cardiovascular surgery – fibrin sealant in operative medicine, vol 5. Springer, Berlin Heidelberg New York London Paris Tokyo, pp 89–94
77. Heine F (1957) Die Probeexzision aus Veränderungen im Thoraxraum und Lunge unter thorakoskopischer Sicht. Beitr Klin Tuberk 116:615–627
78. Houston MC (1987) Pleural fluid pH: Diagnostic, therapeutic, and prognostic value. Am J Surg 154:333–337
79. Hovorka J, Kortila K, Erkola O (1989) Nitrous oxide does not increase nausea and vomiting following gynecological laparoscopy. Canad J Anaesth 36:145–148
80. Hutter JA, Harari D, Braimbridge MV (1985) The management of empyema thoracis by thoracoscopy and irrigation. Ann Thorac Surg 39:517–520
81. Inderbitzi R, Althaus U (1991) Therapeutic thoracoscopy, a new surgical technique. Thorac Cardiovasc Surg 39 [Suppl]:35
82. Inderbitzi R, Furrer M, Althaus U (1991) Die thorakoskopische Behandlung des Spontanpneumothorax durch chirurgischen Leckverschluß. Schweiz Med Wochenschr 121 [Suppl]: 18
83. Inderbitzi R, Furrer M, Klaiber Ch, Ris HB, Striffeler H, Althaus U (1992) Thoracoscopic wedge resection. Surg Endosc 6:189–192
84. Inderbitzi R, Furrer M, Striffeler H (1992) Die operative Thorakoskopie – Indikationen und Technik. Chirurg 63:334–341
85. Inderbitzi RGD, Furrer M, Striffeler H, Althaus U (1992) Thoracoscopic pleurectomy for treatment of complicated spontaneous pneumothorax. J Thorac Cardiovasc Surg (in press)
86. Inderbitzi R, Leupi F, Furrer M, Althaus U (1991) Die thorakoskopische Perikardfenestration – eine neue Methode zur Behandlung rezidivierender Perikardergüsse. Schweiz Med Wochenschr 121 [Suppl 36]:27
87. Inderbitzi R, Krebs Th, Stirnemann P, Althaus U (1992) Treatment of postoperative chylothorax by fibrin glue under thoracoscopic view-using local anesthesia. J Thorac Cardiovasc Surg 104:209–210
88. Inderbitzi R, Molnar J (1990) Erfahrungen in der diagnostischen und operativen Video-Endoskopie des Thoraxraumes. Schweiz Med Wochenschr 120:1965–1907
89. Jacobaeus HC (1912) Über Laparo- und Thorakoskopie. Beitr Klin Tuberk 25:185–354
90. Jacobaeus HC (1921) Die Thorakoskopie und ihre praktische Bedeutung. Dtsch Med Wochenschr 25:702–705
91. Jessen C, Sharma P (1985) Use of fibrin glue in thoracic surgery. Ann Thorac Surg 39:521–524

92. Jones JW, Kitahama A, Webb WR, McSwain N (1981) Emergency thoracoscopy. A logical approach to chest trauma management. J Trauma 21:280–284
93. Kaiser D (1987) Thoracoskopische Hämatomausräumung beim unvollständig entleerten Hämatothorax. Hefte Unfallheikd 189: 328–332
94. Kaiser D (1989) Fibrinklebung beim Spontanpneumothorax: Pneumologie 43:101–104
95. Kaiser D (1989) Indikation zur Thorakoskopie beim Pleuraempyem. Pneumologie 43:76–79
96. Kapsenberg PD (1981) Thoracoscopic biopsy under visual control. Poumon-Coeur 37:313–316
97. Klaiber Ch, Z'Graggen K, Metzger A, Leepin H (1990) Die laparoskopische Cholezystektomie. Unsere Erfahrung in 20 Fällen. Schweiz Rundschau Med 79:787–790
98. Kralstein J, Frishman W (1987) Malignant pericardial diseases: Diagnosis and treatment. Am Heart J 113: 785–790
99. Lampson RS (1948) Traumatic chylothorax. A review of the literature and report of a case treated by mediastinal ligation of the thoracic duct. J Thorac Surg 17:778–791
100. Leff A, Hopewell PC, Costello J (1978) Pleural effusion from malignancy. Ann Intern Med 88:532–537
101. Lewis RJ, Kundermann PJ, Sisler GE, Mackenzie JW (1976) Direct diagnostic thoracoscopy. Ann Thorac Surg 21:536–539
102. Lichter I (1974) Long-term follow-up of planned treatment of spontaneous pneumothorax. Thorax 29:32–37
103. Light RW, Girard WM, Jenkinson SG, George RB (1980) Parapneumonic effusions. Am J Med 69:507–512
104. Light RW (1985) Management of pleural effusions. In: Chretien J, Bignon J, Hirsch A (eds) The pleura in health and disease. Dekker, New York, pp 789–809
105. Linn RB (1958) Survey of the methods of bronchial stumpf closure. J Thorac Cardiovasc Surg 36:50
106. Little AG, Kremser PW, Wade JL, Levett JM; DeMeester TR, Skinner DB (1984) Operation for diagnosis and treatment of pericardial effusions. Surgery 96:738–744
107. LoCicero J III, Hartz RS, Frederiksen JW, Michaelis LL (1985) New application of the laser in pulmonary surgery: hemostasis and sealing of air leaks. Ann Thorac Surg 40:546–550
108. Loddenkemper R (1983) Diagnostik des Pleuraergusses. Intern Welt 10:293–301
109. Maasilta P, Vehmas T, Kivisaari L, Tammilehto L, Mattson K (1991) Correlations beteween findings at computed tomography (CT) and at thoracoscopy/thoracotomy/ autopsy in pleural mesothelioma. Eur Respir J 4:952–954
110. Maassen W (1972) Direkte Thorakoskopie ohne vorherige oder mögliche Pneumothoraxanlage. Endoscopy 4:95–98
111. Maisch B, Drude L (1991) Pericardioscopy – a new diagnostic tool in inflammatory diseases of the pericardium. Eur Heart J 12 [Suppl]:2–6
112. Matzel W (1963) Diagnostische Thorakoskopie bei intrathorakalen Rundherden. Z Tuberk 120:1–13

113. Miech G, Sroebner J, Razafindrazaka, Witz JP (1967) Les risques de la ponction biopsie transpariétale. L'inoculation néoplasique. Presse Med 75:2803–2806
114. Migueres J, Jover A, Krempf M (1975) Notes sur les incidents et accidents de la biopsie pleurale à l'aiguille: L'ensemencement néoplasique da la paroi. Poumon-Coeur 31:347–349
115. Miller JI, Hatcher CR (1978) Thoracoscopy: a useful tool in the diagnosis of thoracic disease. Ann Thorac Surg 26:68–72
116. Milson JW, Kron IL, Rheuban KS, Rodgers BM (1985) Chylothorax: An assessment of current surgical management. J Thorac Cardiovasc Surg 89:221–227
117. Mistal OM (1935) Endoscopie et pleurolyse. Masson, Paris
118. Moore DWO (1991) Malignant pleural effusion. Sem Oncol 18: 59–61
119. Moritz E, Eckersberger F (1985) Endoskopische Klebung postoperativer Bronchusfisteln. Chirurg 56:125–127
120. Mortenson RL, Kvale PA, Lewis J, Groux N (1987) Tetracycline pleurodesis in recurrent pneumothorax of benign etiology. Am Rev Respir Dis 135: A57
121. Mouret P (1990) La chirurgie coelioscopique. Evolution ou revolution? Chirurgie 116:829–832
122. Mourout J, Benchimol D, Bernard JL, Tran A, Padovani B, Rampal P, Bourgeon A, Richelme H (1991) Exerese d'un kyste bronchogenique par video-thoracoscopie. Presse Med 20:1768–1769
123. Nadjafi AS; Konietzko N, Cegla UH, Matthys H (1976) La biopsie chirurgicale pleuropulmonaire chez les malades à haut risque pulmonaire. Bronchopneumologie 26: 219–224
124. Oakes DD, Sherck JP, Brodsky JB, Mark JB (1984) Therapeutic thoracoscopy. J Thorac Cardiovasc Surg 87: 269–273
125. Oldenburg FA Jr, Newhouse MT (1979) Thoracoscopy. A safe, accurate diagnostic procedure using the rigid thoracoscope and local anesthesia. Chest 75:45–50
126. Orringer MB (1988) Thoracic empyema – back to basics. Chest 93:901–902
127. Padhi RK, Lynn RB (1960) The management of bronchopleural fistulas. J Thorac Cardiovasc Surg 39:385–393
128. Pairolero PC, Arnold PB (1987) Bronchopleural fistula: Management with muscle transposition. International trends in general thoracic surgery, vol 2. Saunders, Philadelphia
129. Patterson GA, Todd TRJ, Delarue NC, Ilves R, Pearson FG, Cooper JD (1981) Supradiaphragmatic ligation of the thoracic duct in intractable chylous fistula. Ann Thorac Surg 32:44–49
130. Person FG (1968) An evaluation of mediastinoscopy in the management of presumably operable bronchial carcinoma. J Thorac Cardiovasc Surg 55:617–625
131. Pérrisat J, Collet D, Belliard R (1989) Gallstones: laparoscopic treatment – intracorporeal lithotripsy, followed

by cholecystostomy of cholecystectomy. A personal technique. Endoscopy 21:373–374
132. Peterson JA (1984) Recognition of intrapulmonary pleural effusion. Radiology 74:34
133. Pier A, Thevissen P, Ablassmaier B (1991) Die Technik der Laparoskopischen Cholecystektomie am St. Josef Krankenhaus Linnich – Erfahrungen und Ergebnisse bei 200 Eingriffen. Chirurg 62:323–331
134. Potts DE, Tarylc DA, Sahn SA (1978) The glucose-pH relationship in parapneumonic effusions. Arch Intern Med 138: 1378–1380
135. Pridun N (1989) A new biological implant for closure of bronchopleural fistulas. In: Waclawiczek HW (ed) Progess in fibrin sealing. Springer, Berlin Heidelberg New York Tokyo
136. Prinz F, Klinner W (1953) Pathologisch-anatomische Untersuchungen zur Lungendekortikation. Langenbecks Arch Dtsch Z Chir 277:245–257
137. Radigan LR, Glover JL (1977) Thoracoscopy. Surgery 82:425–428
138. Ratliff JL, Johnson N, Clever JA (1977) Pleuroscopy and cautery control of intrathoracic haemorrhage with a flexible fiberoptic bronchoscope. Chest 71:216–217
139. Reddick EJ, Olsen DO (1989) Laparoscopic laser cholecystecomy. A comparison with minilap cholecystectomy. Surg Endosc 3:131–133
140. Ridley PD, Braimbridge MV (1991) Thoracoscopic debridement and pleural-irrigation in the management of empyema thoracis. Ann Thorac Surg 51:461–464
141. Riedel H, Semm K (1980) The post-laparoscopic syndrome. Geburtshilfe Frauenheilkd 40:635–643
142. Rodgers BM, Moazam F, Talbert JL (1979) Thoracoscopy in children. Ann Surg 189:176–180
143. Root B, Levy MN, Pollack S (1978) Gas embolism death after laparoscopy delayed by „trapping" in portal circulation. Anesth Analg 57:323–325
144. Rosato FE, Wallach MW, Rosato GF (1974) The management of malignant effusions from the breast cancer. J Surg Oncol 6:441–449
145. Rosenfeldt FL, McGibney D, Braimbridge MN, Watson DA (1981) Comparison between irrigation and conventional treatment for empyema and pneumonectomy space infection. Thorax 36:272–277
147. Sahn SA (1981) Pleural manifestation of pulmonary disease. Hosp Pract 16:73–79, 83–85, 89
147. Sarin CL, Nohl-Oser HC (1969) Mediastinoscopy. Thorax 24: 585–588
148. Sattler A (1937) Zur Behandlung des Spontanpneumothorax mit besonderer Berücksichtigung der Thorakoskopie. Beitr Klin Tuberk 89:395–408
149. Sattler A (1937) Zur Pathogenese und Therapie des idiopathischen Spontanpneumothorax. Wien Arch Inn Med 30:77–96
150. Sattler A (1961) Die pleurale Biopsie. Ergebnisse und Bedeutung für die Praxis. Ciba Symp 9:109–121

151. Sattler A (1981) La thoracoscopie: intérêt thérapeuthique dans les syndromes pleuropulmonaires d'urgence et intérêt diagnostique. Poumon-Coeur 37:265–267
152. Schlag G, Redl H (eds) (1986) Principles of fibrin sealing. In: Thoracic surgery-cardiovascular surgery – fibrin sealant in operative medicine, vol 5. Springer, Berlin Heidelberg New York London Paris Tokyo, pp 3–59
153. Selle JG, Snyder WH, Schreiber JT (1973) Chylothorax. Indications for surgery. Ann Surg 177:245–249
154. Semm K (1983) Endoscopic appendectomy. Endoscopy 15:59–64
155. Senno A, Moallem S, Quijano ER, Adeyemo A, Clauss RH (1974) Thoracoscopy with the fiberoptic bronchoscope. A simple method in diagnosing pleuropulmonary diseases. J Thorac Cardiovasc Surg 67: 606–611
156. Sgro M, Gorla A, Tacchi G, Iseppi P (1991) La toracoscopia nella stadiazione dei tumori del polmone. Chir Ital 43:90–94
157. Shields TW (1989) Carcinoma of the lung. In:Shields TW (ed) General thoracic surgery. Lea & Febinger, Philadelphia London, pp 890–943
158. Spalteberg W, Spanner R (1961) Handatlas der Anatomie des Menschen, 16. Aufl. Schettema & Holkema N.V., Amsterdam
159. Stenzl W, Rigler B, Tscheliessnigg HK, Beitzke A, Metgler H (1983) Treatment of postsurgical chylothorax with fibrin glue. Thorac Cardiovasc Surg 31:35–36
160. Striffeler H, Inderbitzi R, Furrer M (1992) Die diagnostische Videothorakoskopie. Schweiz Med Wochenschr 122 [Suppl 44]:7
161. Swierenga JM Wagenaar JP, Bergstein P (1974) The value of thoracoscopy in the diagnosis and treatment of diseases affecting the pleura and lung. Pneumologie 151:11–18
162. Swierenga J (1978) Atlas of thoracoscopy. Boeringer, Ingelheim am Rhein
163. Toomes H, Linder A (1989) Thorakoskopische Sympathektomie bei Hyperhydrosis. Pneumologie 43:107–108
164. Torre M, Belloni P (1989) Nd-YAG laser pleurodesis through thoracoscopy: New curative therapy in spontaneous pneumothorax. Ann Thorax Surg 47:887–889
165. Tschopp JM, Evéquoz D, Karrer W, Aymon E, Naef AP (1990) Successful closure of chronic bronchopleural fistula by thoracoscopy after failure of endoscopic fibrin glue application and thoracoplasty. Chest 97:745–746
166. Van Berkel M, Dijkman JH (1990) Tension subcutaneous emphysema. A case report. Neth J Med 36:25–28
167. Vanderschueren RG (1981) Le talcage pleural dans le pneumothorax spontané. Poumon-Coeur. 37:273–276
168. Vanderschueren RGJRA (1990) The role of thoracoscopy in the evaluation and management of pneumothorax. Lung 168 [Suppl]: 1122–1125
169. Verhandlungsbericht – Thorakoskopie-Symposium (1989) Berlin, Lungenklinik Heckeshorn 1987. Pneumologie 2/43
170. Vietri F, Tosato F, Passaro U, Vasapollo L, Tombolini P, Lavalle G, Guglielmi R (1991) L'impiego della colla di

fibrina umana nella patologia fistolosa del pulmone. G Chir 12:399–402
171. Virkkula L (1987) Bronchopleural fistula: Omental pedicle for treatment. International trends in general thoracic surgery, vol 2. Saunders, Philadelphia
172. Viskum K, Enk GB (1981) Complications of thoracoscopy. Poumon-Coeur 37:25–28
173. Viskum K (1989) Contraindications and complications to thoracoscopy. Pneumology 43:55–57
174. Voellmy W (1981) Résultats diagnostiques de la thoracoscopie dans les affections du poumon et de la plèvre. Poumon-Coeur 37:67–73
175. Vogel B, Mall W (1990) Thorakoskopische Perikardfensterung – diagnostische und therapeutische Aspekte. Pneumologie 44:184–185
176. Vogt-Moykopf I, Krumhaar H, Lüllig M, Moshtagi M (1974) Zur Diagnostik und prognostischen Bedeutung des Pleuraergusses bei Malignitätsverdacht. Thoraxchirurgie 22:398–401
177. Wakabayashi A (1989) Thoracoscopic ablation of blebs in the treatment of recurrent or persistent spontaneous pneumothorax. Ann Thorac Surg 48:651–653
178. Waclawiczek HW, Chmelizek F, Koller I (1987) Endoscopic sealing of infected bronchus stump fistulae with fibrin following lung resections: experimental and clinical experience. Surg Endosc 1:99–102
179. Wakabayashi A, Brenner M, Wilson AF, Tadir Y, Berns M (1990) Thoracoscopic treatment of spontaneous pneumothorax using carbon dioxide laser. Ann Thorac Surg 50:786–789
180. Weese JL, Schouten JT (1982) Pleural peritoneal shunts for the treatment of malignant pleural effusions. Surg Gynecol Obstet 154:391–392
181. Weissberg D, Kaufman M (1980) Diagnostic and therapeutic pleuroscopy. Experience with 127 patients. Chest 78:732–735
182. Weissberg D, Kaufmann M, Schwecher I (1981) Pleuroscopy in clinical evaluation and staging of lung cancer. Poumon-Coeur 37:241–243
183. Werdermann K, Greschuchna D, Maassen W (1974) Ergebnisse chirurgischer Lungen und Pleurabiopsien. Thor Chir 22:453–456
184. West JB (1977) Regional differences in the lung. Academic Press, New York
185. Wickham JEA (1987) The new surgery. Br Med J 295:1581
186. Wihelm JM (1990) La place de la pleuroscopie dans le bilan preoperatoire du cancer bronchique. Ann Chir 44:139–142
187. Withers JN, Fishback CM, Kiel PV, Hannon JL (1964) Spontaneous pneumothorax: suggested etiology and comparison of treatment methods. Am J Surg 108:772–776
188. Wittmoser R (1959) Thoracoscopic sympathectomy in circulatory disorders of the arm. Langenbecks Arch Chir 292:318–323

189. Wittmoser R (1961) Thoraxchirurgie: Fehler und Gefahren der thorakoskopischen Deneveration. Chir Prax 1:79–92
190. Wittmoser R (1978) Operative Methode zur Behandlung des krankhaften Schwitzens (Hyperhidrosis). Ärztl Kosmetol 6:2–12
191. Wittmoser R (1984) Treatment of sweating and blushing by endoscopic surgery. Clin Neurol Neurosurg 86: 122–124
192. Wittmoser R (1984) Possibilities of using sympathectomy for treatment of pain syndromes. Appl Neurophysiol 47: 203–207
193. Woodring JH (1984) Recognition of pleural effusion on supine radiographs: How much fluid is required? Am J Roentgenol 142:59–64

Sachverzeichnis

A. carotis communis 10, 11
A. mammaria interna 9
A. subclavia dextra 8
A. subclavia sinistra 11, 76
Aa. intercostales 13, 38, 39, 48, 86, 110
Abbruchrate, Thorakoskopie 140
Abklärung, apparative 22
Achselhöhle 38
Adhäsiolyse 5
Adhäsion 26, 32, 39, 41, 42, 72, 79, 94, 100, 103, 121, 135
Algorhythmus Pneumothorax 78
Allergie 26
Analgosedation s. Sedation
Anästhesie 26–29, 44
anästhesiologisch s. Anästhesie
Anästhesist 19, 25, 29, 32, 131
angiologische Abklärung 109
Angst 26, 27, 32, 33, 131
Angstgefühl s. Angst
Angstverarbeitung s. Angst
Angulation der Instrumente 13
Antibiotika 51–52
anxiolytisch s. Angst
Aorta 10, 11
Aortenbogen s. Aorta
Apex, Lunge 42
apical s. Apex
Articulationes costovertebrales 9
Assistent 19, 36, 131
Atelektase 33, 43, 87
Atelektaseprophylaxe 22, 27
atelektatisch s. Atelektase
Atemmittellage 12
Atemnot 125
Atemtherapie 43

Aufwacheinheit 43
Aufzeichnung s. Dokumentation
Ausblick, Thorakoskopie 138–142
avaskuläre Schicht 7

bedside-thoracoscopy 138
Beinvenenthrombose 51
beschlagene Optik 135
Beschwerden s. Schmerz 45
Bildverstärker 24, 40, 135
Biopsie 47, 62, 67
–, Lunge 62, 65, 116
–, mediastinal 66
–, Perikard 123
–, pleural 66
–, scharfe Präparation 63
Blickfeld, thorakoskopisches 13, 24, 30, 41, 112, 114, 120
Blutgerinnungsstörungen 53
Blutstillung 42, 64, 66, 76, 109
Blutstillungskontrolle s. Blutstillung
Blutung 20, 40–42, 48, 64, 103, 132, 135, 136
bronchopleurale Fistel 48, 79, 102–106
Bronchus-Karzinom 61, 66, 68, 99, 116, 117
Bronchusstumpfinsuffizienz 106
Brusthöhle s. Thoraxhöhle
Brustraum s. Thoraxhöhle
Bülauflasche 33, 34, 73
Bullakoagulation 71
–, ligatur 71
–, resektion 70, 78

Centrum tendineum 10
Chirurge 19, 20, 25, 29, 32, 35, 36, 131
Chirurgenhand 1

chirurgische Thorakoskopie
1, 6, 19, 30, 112
chronischer Pleuraerguß
s. Pleuraerguß
Chylothorax 89–92
Chylusleck 90
Clip 112
CO_2 27, 30, 31, 32, 39, 42, 44, 85, 96, 103, 133, 135
Computerfragebogen 57
Computertomographie 21, 112, 116, 117, 119, 133

Débridement 104
Dekortikation, offene 98, 99, 100
Denudation, Bronchusstumpf 102
diagnostische Thorakoskopie 5, 7, 8, 26, 47, 61–69, 116
Diaphragma 10, 11, 103
digitale Palpation 32
Dokumentation 1, 20, 55–57, 69
Doppelumenintubation
s. Narkose, Doppelumenintubation
Doppellumentubus
s. Narkose, Doppelumenintubation
Drainage 22, 33–36, 42, 44, 67, 68, 73, 78, 82, 100, 136
Drainagesystem 100
Druck, negativer intrapleuraler s. Unterdruck, intrapleuraler
Druckwerte, intrapleurale 31
Ductus thoracicus 89, 92
Dysästhesie 50, 108, 114
Dyspnoe 32, 127
Dystelektase 33, 43, 79

Einsicht s. Blickfeld
Elektronik 20
elektronische Einheiten u.ä.
s. Elektronik
Emphysem, bullös 73
Endo-GIA s. Klammernahtgerät
Endoinsufflator
s. Pneumothoraxapparat
Endopneuinsufflator
s. Pneumothoraxapparat
Endoskop 13, 18, 19, 27, 121

endoskopische Anatomie 7–11
Endstromgebiet, arterielles 107
Entlassungszeitpunkt 45, 46
Epikard 121
Erbrechen, postoperativ 29
Erfolgsrate, Talkpleurodese 126
Erguß 5, 21, 41, 47, 53
–, Beurteilung 93
–, Evakuation 9
–, Nachweis, bakteriell 93
Evakuation, Biopsie 63
Evaluation, prospektiv 118
Evaluation zur Pleurodese, maligner Erguß 126, 127
Exploration s. Blickfeld und diagnostische Thorakoskopie

Fascia endothoracica 7, 9, 66, 76, 91
febrile Temperaturen
s. Fieber
Fiberendoskop 18, 19, 88, 121
Fibrinkleber 20, 36, 63, 64, 75, 86, 90, 104, 105, 116, 128, 134
Fibrinkomponenten
s. Fibrinkleber
fibrinöse Perikarditis constrictiva 122, 123
Fieber 50, 78, 100
Fissura interlobaris obliqua
s. Lungenspalte
Fissura interlobaris transversa s. Lungenspalte
Fissura obliqua
s. Lungenspalte
Flasche s. Bülauflasche
Fluoreszininhalation 73, 81
Flüssigkeitsinsufflation 13
Flüssigkeitskollektionen 33
Frühdekortikation, offen
s. Dekortikation, offen
Frühinfekt, Bronchusstumpf 102
Funktionskontrolle, Drainage 137

Ganglion stellatum 9, 110
Ganglion, sympathisches 9
Gasembolie 32
Gasfluß 30

Sachverzeichnis

Gasinsufflation 13, 32, 103, 134
gebogene Instrumente s. Angulation der Instrumente
Gefahren der chirurgischen Thorakoskopie 47–50
gefangene Lunge 34, 101, 104, 129
Gespräch s. Patienteninformation
Golden – Standard 130

Halsganglion s. Ganglion stellatum
Hämatomevakuation 9, 26
Hämatothorax 44, 47, 48, 68, 84–88
Hauptspalte s. Lungenspalte
Haut 26, 40
Hautemphysem 48
Herz 7
Herzbeutel s. Perikard
Herzinfarkt, St. n. 53
Herzkinetik 8
Herzrhythmusstörung 7, 47, 50, 53, 121, 131
Hilus s. Lungenhilus
Hohlvene, obere s. V. cava
Horner-Syndrom 9, 110
Husten 125
Hustenattacken, vagal bedingt 7, 49, 131
Hustenreiz s. Hustenattacken
Hypästhesie, radikulär 50
Hyperhidrose 107
Hypomochlion 12, 40
Hypotonie 7, 47
Hypoxämie 47

Induktion des Pneumothorax s. Pneumothoraxanlage
Infektrisiko 36
Infiltrationsanästhesie s. Lokalanästhesie
Information des Patienten 19, 21, 26, 43, 81
Infrastruktur, Minimal invasive Chirurgie 54
Instrumentarium 12–20
Instrumentierequipe s. Operationsteam
Instrumentierschwester 20, 131
Insufflationsdruck 30, 84
Intercostalnerven s. Nn. intercostales

Interkostalgefäße s. Aa. intercostales sive Vv. intercostales
Interkostalmuskulatur 63
Interkostalraum 13, 18, 33, 40, 75
interventionelle Thorakoskopie 47, 127
Intubation, endotracheale s. Narkose, endotracheale
Intubationsnarkose s. Narkose, endotracheale
Inzidenz, bronchopulmonale Fisteln 104
Inzision 12, 21, 22, 24, 26, 31, 35, 38–41, 44, 47, 103, 133
Inzisionsstellen s. Inzision

Kamera s. Videokamera
Kapnograph 32
Kardiomegalie 122
Keilresektion, Lunge 63, 73, 75, 79, 116, 117
Klammernaht 36, 134
Klammernahtgerät 63, 72, 75, 79, 116
Klassifikationen 2
Kohlensäure s. CO_2
Komplikation 22, 29, 47, 48, 68, 78, 79, 100, 110, 128
Körperhaltung, Operateur 131

Lagerung 21, 24, 27
Langzeitergebnisse 21, 81
Langzeitresultate s. Langzeitergebnisse
Langzeitverlauf 140
Laser 71, 83, 88, 105
Lavage 94, 99
Leberpenetration 38
Licht 84
Lichtquelle 20
Lichtstärke, optische 13
Ligamentum pulmonale 117
Ligatur 36, 62, 73, 78, 116
Lingula 10
Lipom 114
Lobektomie, endoskopische 6, 142
Lokalanästhesie 7, 22, 24, 26, 27, 31, 35, 47, 48, 50, 51, 72, 73, 79, 84, 90, 100, 103, 110, 127, 131

Lokulation, pleural 93, 94, 100, 129
Luftfistel s. bronchopleurale Fistel
Lungenembolie 51
Lungenfissur s. Lungenspalte
Lungenhilus 8, 10, 41, 100
Lungenkeilresektion
 s. Keilresektion
Lungenkollaps 30
Lungenleck
 s. bronchopleurale Fistel
Lungenmetastasen 67
Lungenödem 43, 47, 50
Lungenparenchymverletzung
 s. Lungenverletzung
Lungenspalte 7, 8, 10, 33, 41, 79, 86, 87, 94, 97, 133
Lungenverletzung 42, 47, 48, 86
Lymphknoten 61, 66
Lymphknotendissektion 118
Lymphknotenstaging 61, 67
Lymphom 66

M. serratus anterior 38
M. latissimus dorsi 18, 31, 38, 39
M. pectoralis major 38, 39
M. pectoralis minor 38
maligner Pleuraerguß
 s. Pleuraerguß
Malignität 115
Mantelpneumothorax 30
Mediastinalemphysem 32, 47, 48
Mediastinoskop 6, 67, 68, 88, 100
Mediastinum 7, 8, 9, 10, 33, 38, 49, 117, 131
Mesotheliom 69, 128
Metastasenchirurgie 119
Metastasierung 118
Milzpenetration 38
Miniinzision 32, 63, 134
minimal invasive Chirurgie 1, 12, 18, 20, 21, 43, 53, 57, 88, 139
minimal invasiver Eingriff s.
 minimal invasive Chirurgie
minimal invasive Technik s.
 minimal invsive Chirurgie
Morbidität 47, 140
Mortalität 47, 140
Mortalitätsrate s. Mortalität

N. laryngeus recurrens 11, 41
N. phrenicus 7, 8, 10, 120
N. splanchnicus major 9
N. splanchnicus minor 9
N. thoracicus longus 38
N. thoracodorsalis 38
N. vagus 8, 11
Nn. intercostales 7, 9, 13, 26, 50, 11
Nachbehandlung 46
Nahtinsuffizienz 102
Nahtmaterial 20
Nahtreihe 102
Narkose, Doppellumen-
 intubation 20, 27, 39, 73, 76, 91, 94, 96, 107, 112, 120
Narkose, endotracheale 22, 24, 26, 31, 51, 103, 130
Narkosefähigkeit 53
Nebenwirkung
 s. Komplikation
Negativdruck, intrapleuraler
 s. Unterdruck, intra-
 pleuraler
Neurinom 114

Oberarmlagerung 130
Obliteration, pleurale 21, 29, 31, 53, 67, 109, 126, 133, 135, 140
onkologische Richtlinien 115, 140
Operateur s. Chirurg
Operation 26, 33, 115
Operationsbericht 55
Operationsschwester 36
Operationsteam 19−20, 24, 37
Operationstisch 20, 24, 73, 130
operative Thorakoskopie
 s. chirurgische Thorako-
 skopie
Optik, flexible
 s. Fiberendoskop
Optik, starre, s. Endoskop
Ösophagus 9, 116

Palpation 13, 112, 119, 132
Pannus 32
Parenchymbrücke 8, 102
parietale Pleura
 s. Pleura parietalis
parietale Pleurektomie 66, 70, 76, 78, 81, 91, 92

Sachverzeichnis

parietales Pleurablatt
s. Pleura parietalis
Patientengespräch s. Information des Patienten
Patientenlagerung
s. Lagerung
Patientenvorbereitung 21–23
Perikard 8, 10, 11, 12, 19
Perikarderguß 120, 122
Perikardfenestration 120–124
Perikardraum
s. Perikard
Periost s. Rippenperiost
periphere Rundherde 116
Pflege der Instrumente
s. Wartung der Instrumente
Pflegepersonal 34
Physiologie, Pleuraraum 29–30
Physiotherapie 43, 51
Plastiksack 112, 115, 117
Pleura costalis
s. Pleura parietalis
Pleura mediastinalis 66
Pleura parietalis 7, 10, 12, 26, 70, 103, 108
Pleura visceralis 7, 8, 70, 75, 83, 94, 99, 102, 129
Pleuradrainage
s. Drainage
Pleuraempyem 47, 50, 93–102, 106
–, exsudative Phase 93, 94, 100
–, fibrinopurlente Phase 93, 94, 96, 100
–, fibrosierende Phase 93
–, Frühstadium 101
Pleuraerguß s. Erguß
Pleuraskarifikation 83
Pleuraverwachsung
s. Obliteration
Pleurodese 24, 44, 47, 48, 70, 78, 126
Plexus solaris 9
Pneumologen 2, 6, 40, 53, 68, 110, 127, 135
Pneumothoraxanlage 20, 27, 29–33, 134
Pneumothoraxevakuation 43
Prämedikation 27
Puzzle, Lunge 142

Raynaud-Syndrom 107
Recessus 9, 97
–, costodiaphragmaticus 10
–, costomediastinalis 10
–, phrenicocostalis 38, 42, 84
–, phrenicomediastinalis 10
rechter Vorhof 123
Reintervention 140
Reizsekretion 35
respiratorische Insuffizienz 53
respiratorische Reserve 24
Rethorakoskopie 36, 79, 80, 100, 140
Rippenköpfchen 9, 108
Rippenperiost 13, 26, 44
Rippenthorax 38
Risiken der chirurgischen Thorakoskopie 47–40
Röderschlinge 63, 72
Routineüberwachung, postoperativ 44
Rr. communicantes n. intercostalis 9, 108
Rückenlage 24, 72, 90, 103, 138

Sauerstoffanschluß 54
Sauger s. Saugspülrohr
Saugrohr s. Saugspülrohr
Saugspülrohr 20, 32, 42
Scapula 38
scharfe Präparation 42, 63, 116
Schmerz 1, 7, 13, 19, 22, 26, 36, 44, 78, 84, 125, 131, 127
Schmerzempfindung
s. Schmerz
Schmerztherapie 45
Schnellschnittuntersuchung 115
Schulterniveau 130
Schweißdrüsenabszesse 107
Sedation 19, 26, 47, 72, 110, 127
sedierend s. Sedation
Seitenlage 24, 38, 73, 76, 84, 91, 96, 103, 107, 112, 120
Sekret 35
sensible Innervation 7
Septierung, intrapleural 32, 135
Shaver 97, 100
Shuntprophylaxe 27
Sickerblutungen s. Blutung

Sinus phrenicocostalis
  s. Recessus phrenicocostalis
Sinusbradykardie
  s. Herzrhythmusstörung
Sinustachykardie
  s. Herzrhythmusstörung
Sog. Thoraxdrainage 33, 137
Spannungsemphysem 47
Songiosablock 105
Spontanatmung, Narkose 27, 130
Spontanpneumothorax 2, 5, 26, 34, 44, 47, 49, 50, 70–83
–, Algorhythmus 71
–, Bläschen 72
–, Bulla 72
–, chirurgische Therapie 70
–, Drainagebehandlung 70, 81
–, Erstereignis 78, 83
–, idiopathisch 70, 72, 78, 140
–, Leck 70, 72, 76
–, Persistenz 70, 76, 78, 83
–, primär s. idiopathisch
–, rezidivierend 76, 78–80, 83
–, Rezidivquote
  s. Rezidivrate
–, Rezidivrate 80, 81, 140
–, sekundär s. symptomatisch
–, symptomatisch 70, 75, 140
Spülflüssigkeit 20, 42, 79
Spüllösung s. Spülflüssigkeit
Standard, thorakoskopischer 18, 24, 38, 72, 73, 76, 84, 91, 107, 120, 123
Standortbestimmung 138–142
Staplernaht
  s. Klammernaht
Status febrilis s. Fieber
sterile Abdeckung 25
Sternum 38
subxiphoidaler Zugang 124
supraventrikuläre Extrasystolen s. Herzrhythmusstörung
Sympathektomie 107–111
Sympathicus s. sympathischer Grenzstrang
Sympathikolyse 110
sympathischer Grenzstrang 9, 12, 41, 76, 108

Talkinstillation
  s. Talkpleurodese
Talkpleurodese 48, 53, 71, 83, 92, 105, 128
Talkpoudrage
  s. Talkpleurodese
Tamponade 123
Tastgefühl s. Palpation
Teamarbeit 19, 20
Teleskopkonnektor 19
Teleskop s. Optik
Therapie maligner Ergüsse 125–129
Thorakoskopiezugang
  s. Inzision
thorakoskopisches Operieren/thorakoskopische Operation s. chirurgische Thorakoskopie
Thorakotomie 22, 32, 67, 82, 84, 99, 109, 116, 117, 130, 140
–, Narbe 103
–, Set 13
–, Status n. 133
Thorakozentese 94
Thoraxapertur 8, 38, 76, 108
Thoraxdrainage s. Drainage
Thoraxfenestration 99
Thoraxhöhle 8, 10, 12, 24, 30
–, linke 10–11
–, rechte 7–10
Thoraxraum s. Thoraxhöhle
Thromboseprophylaxe 22, 51
TNM s. Tumorstaging
Totraum 33, 34, 98, 102, 103, 104
Trokar 32, 38, 39, 40, 42, 48
–, Hülse 13, 27, 31
–, Spitze 13
Tropfenaspirationstest 31
Trübung der Optik 26
Truncus brachiocephalicus 8, 76
Tumor
–, Aussaat 116
–, Infiltration 116
–, Intrathorakal 66
–, Kontamination 47, 112, 128
–, Lunge 62
–, Patienten 116
–, Propagation s. Tumorkontamination

Sachverzeichnis

—, Resektion 112—119
—, Staging 66, 67, 117, 118

Übelkeit, postoperativ 29
Überlebenszeit, maligner Erguß 125
Übersicht s. Blickfeld
Ultrasonographie 119
Unerwünschte Lungenentfaltung 133
Unterdruck, intrapleuraler 29, 31, 33

V. azygos 9, 11, 109
V. brachiocephalica sinistra 11
V. cava superior 8, 9, 116
V. hemiazygos 11
V. hemiazygos accessoria 11
V. mammaria interna 9
V. pulmonalis 8
Vv. intercostales 13, 38, 39, 86, 110
Vakuumanschluß 54
Vanderschueren, Einteilung nach 2, 81, 83
Vasokonstriktion, pulmonale 27
vasovagale Reaktion s. vasovagaler Reflex

vasovagaler Reflex 7, 42, 47, 79, 131
Verdickungen der Pleura 21
Vergrößerungsfaktor, optischer 18, 43, 131, 135
Verres-Nadel 31
Verschwartung 33, 99
Verwachsung s. Adhäsion
Videokamera 19, 20
Videoprinter 55
Videorecorder 55
viszerales Pleurablatt s. Pleura viszeralis

Wartung der Instrumente 20
Wasserprobe 42, 72, 75, 133
Wasserschloß 34
Wedge resection s. Keilresektion
Wirbelkörper s. Wirbelsäule
Wirbelsäule 8, 9, 116

Zweilumenkatheter 134
Zwerchfell s. Diaphragma
Zwischenrippenabstand s. Interkostalraum
Zwischenrippenraum s. Interkostalraum
Zyste, intrathorakal 66
Zystenresektion 122—119
Zystenverödung 114

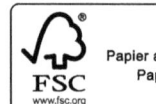

If you have any concerns about our products,
you can contact us on
ProductSafety@springernature.com

In case Publisher is established outside the EU,
the EU authorized representative is:
**Springer Nature Customer Service Center GmbH
Europaplatz 3, 69115 Heidelberg, Germany**

Printed by Libri Plureos GmbH
in Hamburg, Germany